의사가 알려주는

내 몸을 살리는 식사 죽이는 식사

ISYAGAOSHIERU ANATAWOKOROSUSYOKUJI IKASUSYOKUJI by Satoru Utsumi
Copyright ⓒ Satoru Utsumi, 2015
All rights reserved.
Original Japanese edition published by FOREST Publishing Co., Ltd.

Korean translation copyright ⓒ 2016 by Iaso Publishing Co.
This Korean edition published by arrangement with FOREST Publishing Co., Ltd., Tokyo, through HonnoKizuna, Inc., Tokyo, and Shinwon Agency Co.

이 책의 한국어판 저작권은 신원에이전시를 통한
FOREST Publishing Co., Ltd.,와의 독점 계약으로 도서출판 이아소에 있습니다.
저작권법에 의해 한국 내에서 보호를 받는 저작물이므로 무단 전재와 무단 복제를 금합니다.

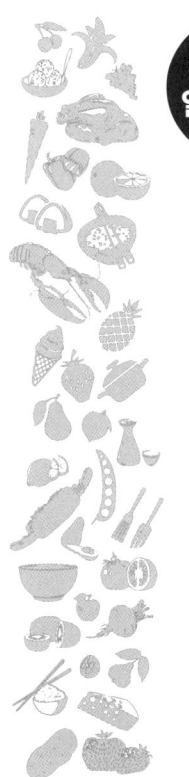

의사가 알려주는

내 몸을 살리는 식사 죽이는 식사

우쓰미 사토루 지음

송수영 옮김

이아소

들어가며

이 책은 어떤 분에게는 대단히 귀중한 정보일 테지만, 또 어떤 분에게는 별 의미가 없는 내용일 수 있다.(웃음)

나의 식단에 흥미가 없는 것이 당연한 일일 것이나, 개중에 굳이 이를 알고 싶어 하는 분이 있는 것은 내가 유명인이고 더불어 식품 산업과 의료 산업의 문제를 폭로해온 인물이기 때문일 것이다.

더불어 유해 식품에 관한 위험성을 경고하다 보니 "그렇다면 우쓰미 당신은 무얼 먹느냐"며 흥미를 보인 분이 적지 않았다. 한편으로는 이미 식생활과 영양에 대한 개념을 확고하게 세우셔서 이미 자신만의 길로 초지일관하시는 분이라면 굳이 저의 식단에 의미를 두지 않을 것이다.

다만 강연 등에서 "당신은 무얼 먹는가?" 하는 질문이 매우 자주 나오는지라 책을 집필하기에 이르렀다. 이 책을 통해 그동안 알려드리지 못한 다양한 정보를 대부분 수록했다고 생각한다.

그동안 음식에 어느 정도 관심을 가진 분이라면 나의 식단을 보신 뒤 "겨우 이 정도밖에 하지 않나?" 하고 의아해하실 수 있을 것이고, 한편으로 전혀 무관심한 분이라면 "어떻게 이렇게까지 신경 쓰면서 사나" 하는 반응도 있을 것이다.

그 정도로 현대사회는 정보격차가 클 뿐만 아니라 정보를 받아들이는 자세가 다르다. 다만 건강하지 않은 분, 병원을 자주 찾는 분, 핑계만 많은 분, 의존병이 있는 분일수록 식사에 무심한 것이 사실이다.

개인적인 이야기를 하자면 지금까지 40년간 큰 병을 앓아본 적이 없다. 운동하다 상처 난 정도가 고작이고 충치도 없고 감기나 위염을 경험한 기억도 없다. 물론 앞으로의 일은 알 수 없으며 전자파와 방사선에 노출되고 있고 어느 정도 술도 마시므로 가능성은 있다.

다만 지금까지 40년간 질병 없이 잘 관리해왔으므로 이후로도 병원에 가서 검사를 하거나 병을 선고받는 일은 없지 않을까 한다. 만약 질병이 있다면 그것을 발견하기 전에 죽는 것이 나의 진정한 소망이다.

사실 내게도 문제가 없지는 않다. 예를 들면 나는 비만 체질에 속하는데 이는 필시 술이 가장 큰 요인이라 생각한다.(웃음)

꽤 마른 시기도 있었고 평균 체중인 시기도 있었다. 식사로 말하자면 1일 1식 또는 2식을 하고 있고 살이 빠진다는 당질 제한식도

하고 있지만 체중이 줄 기미가 전혀 없다. 최근 운동을 하지 않은 것이 관계가 있겠으나 살을 빼고 싶은 마음이 강하지 않은 것이 주된 이유가 아닐까 한다.

이 문제에 관해서는 내겐 큰 의미가 없는 듯하다. 날씬한지 뚱뚱한지, 영양 문제가 어떤지, 육식과 채식의 시비 등은 사소한 문제라 생각하기 때문이다.

강연을 통해 이것이 안 되고 저것이 안 되고 하는 식으로 말하고 있지만 개인적으로는 통통한 편이 더 낫다는 말도 자주 듣는다. 다만 나로서는 직업상 지식을 널리 알려야 하기 때문에 원론적인 이야기를 하는 것일 뿐이다.

이 책에서는 전반부는 식생활에 관한 기초 지식을 소개하고, 후반부는 나의 구체적인 식생활을 사진과 함께 실었다.

물론 이 책에서 보여준 메뉴가 전부는 아니고 외식은 물론 튀김, 꼬치 튀김, 불고기도 먹으며 마무리로 라멘을 먹는 경우도 있다. 전골 등도 자주 먹지만 일반적이어서 사진에 없을 뿐이다.

내 식생활의 기본 콘셉트는 단순히 건강해지기 위한 식사가 전부가 아니라, 사는 것도 죽는 것도 모두 자신의 선택에 달려 있다고 생각하고 나쁜 것을 먹는 것까지도 책임지는 자세를 갖추는 것이다. 100% 건강에 좋은 식생활을 하는 사람이 건강한 정신을 가지고 있다고는 생각하지 않는다.

그런 느슨한 관점까지 이 책을 통해 읽어내주신다면 나로서는 큰 의의가 있을 것이다. 바꿔 말하면 나쁜 것을 먹는 것은 상관없지만 이는 자업자득이므로 병원과 가깝게 지내는 것은 각오해야 한다.

자, 그럼 본격적으로 우쓰미의 식탁으로 여러분을 초대한다.

차례

들어가며   4

 Part 1   우선 '1일 3식'에서 탈피하자

과식하는데 영양실조?	15
'1일 3식'이 문제의 근원	18
영양가 저하와 당질 과다	22
'백설탕'만이 악마인가?	27
'우유'가 골절률·발암률·사망률을 높인다	31
우리는 하루 80종의 첨가물을 먹고 있다	35
커팅 채소는 영양까지 커팅한다	38
제로 칼로리인데 살찌는 이유	40
건강을 해치고 싶다면 '도쿠호' 제품을 먹어라!	42
일본의 농약 사용량은 세계 최고 수준	44
식사 횟수를 줄이면 독 섭취량도 줄어든다	47
우선은 아침 거르기부터 시작하자!	49
'좋은 식사'는 오래도록 든든하다	52
아이들에게 '간식'은 필요 없다	54
잘못된 '매크로바이오틱'은 충치와 혈행장애를 유발한다	58
식사는 '계절·풍토·통째'를 기억하라	62
전통 식단은 건강 만능 식단	66
현미밥과 된장국으로 방사능 디톡스	68
같은 당질이지만 '끈적한 당'은 추천!	72
외식은 '무엇을 먹는가'가 아니라 '무엇을 먹지 않는가'가 중요	74

진짜 식재료 구별하는 법

우선은 양념을 바꾸자	79
● 간장·된장	
● 소금	
● 미림	
● 식초	
● 맛술	
싼 기름은 절대 피하라	83
코코넛 오일은 성호르몬을 교란시킨다	87
대부분의 올리브 오일은 모조품	89
밥은 현미 '사사니시키' 품종을 권장	92
채소는 '자연농' '재래종'이 포인트	95
영양 없는 채소의 원인 'F1종'	97
외국산 과일은 농약 범벅	100
'병든 고기'가 유통되고 있다	102
미국산 소는 동물의 시체를 먹고 자란다	105
'브라질산 닭'은 현지인도 외면한다	107
고기를 고를 때는 '혈통보다 환경'	109
생선은 '자연산·작은 것·싼것'을	111
'미네랄워터 VS 수돗물' 피장파장	115

Part 3 건강을 지키는 요리법

양념은 '원재료'가 간단한 것으로	121
채소보다 우선 '고기'를 바꿔라	123
익히는 요리라면 '삶기'나 '찌기'로	126
전자레인지는 영양소를 파괴한다	129
질냄비가 전기밥솥보다 빠르고 맛있다	132
냉장고에서 영양소가 감소한다	134
좋은 채소는 썩지 않고 시든다	137
위험한 데다 수명까지 짧은 불소 가공 제품	139

 Part 4 나의 식탁

식사에 영양만 따지는 것은 무의미	145
고기와 생선으로 영양을 섭취하고 채소로 디톡스 한다	147
우선 구할 수 있는 식재료부터 교체해보자	149
완벽하기보다 오래 유지하는 것을 목표로!	151
만일의 사태를 위해 일주일 정도 식재료 여유분 저장	154
외식은 대형 체인점을 피한다	157
아이의 아침은 'MEC 식단'으로	160
'몸에 나쁘니까 안 먹을래' 하고 말하는 아이로 키우기	162
춘하추동의 맛 : 봄 키워드 '쓴맛'	164
춘하추동의 맛 : 여름 키워드 '몸을 식힌다'	166
춘하추동의 맛 : 가을 키워드 '야생 고기'	168
춘하추동의 맛 : 겨울 키워드 '전골'	171
◎ 나의 평소 식사 메뉴를 공개합니다	173
새우와 바지락 토마토소스 파스타	174
파프리카와 브로콜리 볶음 / 사슴고기 스테이크 / 양파와 감자 볶음 / 오크라 참깨 무침 / 가리비 샐러드	175

오크라와 가지 무침 / 가리비와 큰실말 샐러드 /	
돼지고기와 방울토마토 주키니 호박 볶음	176
버섯과 파를 넣은 키슈 / 고등어 마리네이드 /	
소고기 스테이크에 마늘 칩과 가지 볶음	177
가다랑어 다타키 / 순무잎 무침 / 모둠 회 / 돼지고기와 가지 된장 볶음 /	
그린 빈스 버터 볶음	178
말고기 샐러드 / 오믈렛 / 베이컨과 주키니 호박 파스타	179
흰 살 생선과 순무와 브로콜리 샐러드 / 굴과 생선 이리 버터 볶음 /	
크레송을 곁들인 사슴고기 구이 / 뼈가 붙어 있는 양고기와 주키니 호박 소테	180
돼지고기 된장국 / 깨소금을 얹은 현미밥 / 매실 장아찌 / 방어 양념장 구이 /	
바지락 술찜 / 잔멸치와 파 가다랑어포 무침 / 참마 간 것	181
오코노미야키	182
포토푀 / 닭똥집 아히요 / 참마 오믈렛 / 두부 채소 구이	183
연근 볶음 / 닭고기와 배추 조림 / 해산물 채소 샐러드 / 당근과 너츠 샐러드	184
샐러드와 파스타, 콩고기 등의 플레이트 / 현미밥 / 소시지가 들어간 야채 수프	185
생굴 / 가리비와 토마토 샐러드 / 양고기 구이와 주키니 호박	186
닭 튀김 / 양배추와 돼지고기 볶음 / 된장국 /	
잔멸치와 초피 열매 볶음을 얹은 현미밥 / 절임 채소	187
돼지고기 된장국 / 돼지고기 생강 구이 / 두부와 푸른 잎채소와 달걀 샐러드 /	
베이컨 파 말이 / 자색 무 당근 소시지가 들어간 포토푀	188

Part 5 우선 나부터 바꿔보자

'죄악을 배제하는 것'부터 시작해보자	191
식생활을 되돌아보는 것은 '삶'을 되돌아보는 것	194
식생활을 바꿈으로써 지구를 구한다	196

마치며	198
주요 식품 판단 기준 일람표	203

우선
'1일 3식'에서
탈피하자

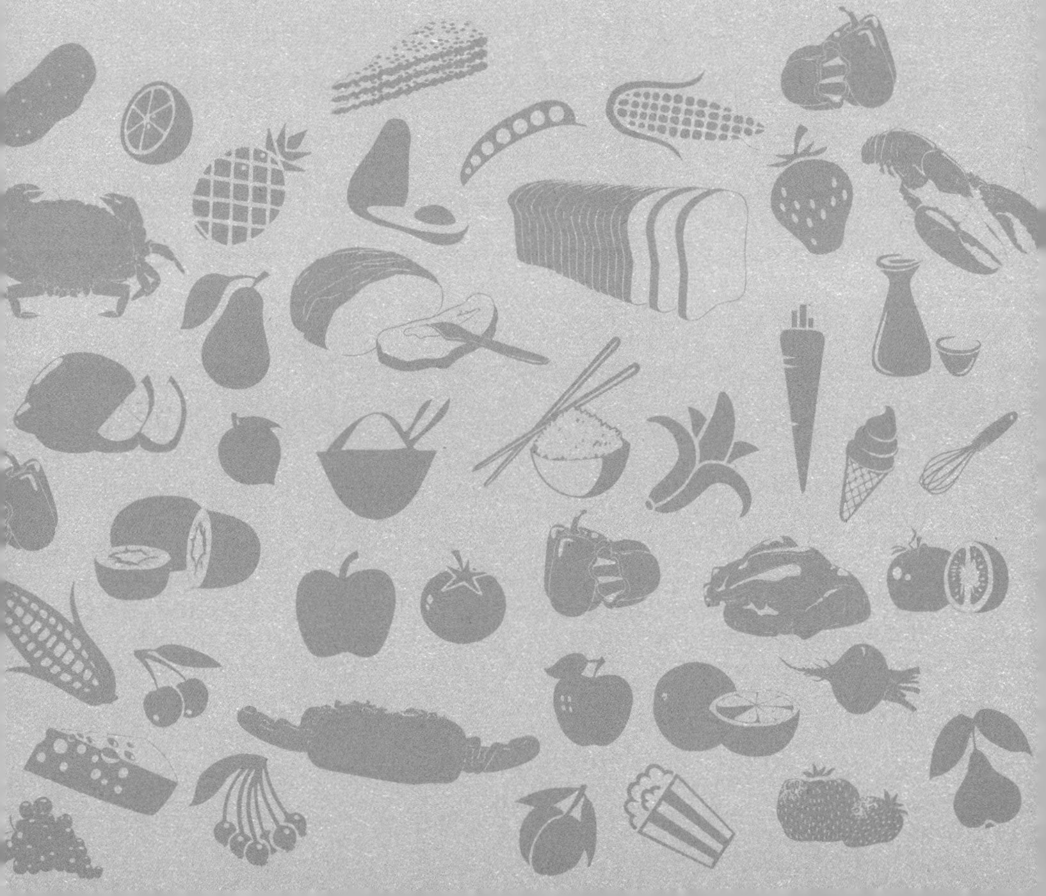

과식하는데
영양실조?

산다는 것은 먹는 것이고 우리 몸은 매일의 식사로 유지된다.

그러나 농약, 방사능, 첨가물, 유전자 조작 작물과 같은 사회 유해물의 사정을 알고 있는 사람은 '먹을 것이 없다'고 한탄한다.

한편 전혀 무관심한 사람은 '달리 먹을 것이 없으니 어쩔 수 없지 않나' 하는 입장을 고수하며 그 결과 이런저런 질병에 시달리다 병원 신세를 지곤 한다.

몸 상태가 좋지 않거나 질병에 걸리는 원인의 대다수가 그렇다고는 할 수 없지만 '음식'이 원인인 경우가 압도적으로 많은 것은 사실이다. 무엇을 어떻게 먹는가에 따라 건강해질 수도 있고 병에 걸릴 수도 있다.

그렇다면 무조건 채소를 많이 먹으면 건강에 좋을까? 방사능 오염

리스크가 높으므로 역시 생선은 피하는 것이 좋을까? 고기는 등급 랭킹이 높은 것을 골라 먹어야 할까?

아니, 사실은 그 어느 것도 정답이 아니다. 이에 관해서는 뒤에 충분히 설명할 것이다.

그렇다면 이것은 어떨까? 최소한 아침·점심·저녁으로 하루 세끼를 꼭꼭 챙겨 먹는 것이 건강에 중요할까? 이것 역시 정답이 아니다! 건강의 바로미터인 양 장려하는 '1일 3식'은 사실 여러 질병을 초래하는 중차대한 요인이다.

오늘날 대부분의 사람들이 일상적으로 먹는 양은 과식에 칼로리 오버이다. 칼로리 오버임에도 불구하고 설상가상으로 영양은 충분하지 않은 '잠재적 영양실조'에 걸려 있다.

우리에게 많이 일어나는 질병을 꼽아보면 '생활습관병(당뇨병, 뇌졸중, 심장병, 당질대사장애, 고혈압, 비만), 알레르기, 교원병, 암'과 같은 것이 대표적인데 이 모든 것의 원흉이 과식에 있다고 해도 과언이 아니다.

건강하게 오래 살고 싶다면 우선은 '1일 3식'의 습관에서 벗어나보자. 영양가 높은 채소를 먹어라, 고가의 건강 기구를 써보라는 이야기가 아니다. 단지 먹는 양을 줄이고 먹는 것에 조금 신경을 쓰라는 것일 뿐이다. 이것만으로도 건강하게 장수할 수 있다.

나도 현재는 1일 1~2식이 기본이다.

우선 아침은 생략한다. 사실은 먹고 싶은 욕구가 생기지 않아서 거른다. 점심은 공복을 느끼고 시간이 있을 때, 업무상 만남이 있을 때는 먹는다. 저녁은 평소대로 먹는다. 이런 식생활을 이어오면서 나는 아무런 문제없이 대단히 좋은 컨디션을 유지하고 있다.

'1일 3식'이
문제의 근원

'1일 3식'이 어째서 병의 원인이 될까? 이것은 야생동물이나 고대인의 식사와 단식 이론이 힌트가 된다.

우선 1일 3식을 규칙적으로 섭취하는 야생동물이 있는가? 들어본 바 없을 것이다. 특히 육식동물은 사냥의 어려움으로 인해 하루에 세끼나 먹을 수가 없다.

초식동물은 어떨까? 이들은 에너지를 유지하기 위해 꽤 많은 시간을 식사에 할당하지만 역시 규칙적으로 먹는 법은 없다.

계절에 따라서는 먹이가 궁한 시기가 오고, 공복으로 견디는 시간도 길다. 그럼에도 육체와 정신을 유지할 수 있는 구조로 만들어져 있다.

그러면 고대인은 어떨까? 아메리카 원주민이나 이누이트, 아이누나 애버리지니, 가깝게는 우리의 중세나 근대를 산 선조가 하루 세끼를 배부르게 먹을 수 있었을까?

야생동물과 마찬가지로 사냥감을 획득하면 그제야 허기를 채울 때가 많았을 것이고, 또 농경이 시작된 이후에도 하루 두 끼, 심지어 거친 식사가 일반적이었다.

그럼에도 포식하는 현대인보다 건강한 육체를 유지했다.

고대인이나 야생동물이 주로 걸리는 질병이라면

- 전염병
- 외상
- 골절
- 사산
- 식량난으로 인한 영양실조
- 기타 짐승으로 인한 피해

등이 주를 이룬다.

한편 현대인에게 주로 나타나는 질병은 어떤가.

- 암
- 심근경색 등의 심장병
- 뇌경색이나 뇌출혈 등
- 알레르기라 불리는 질병

- 신경 질환이나 면역 질환이라 불리는 난치병
- 정신 질환이라 불리는 병
- 기능성 질환이라 불리는 병

이 밖에 고대인이나 야생동물도 걸리는 전염병, 골절, 외상 등도 주요 질병으로 나타난다. 식사와 질병의 차이로 보더라도 현재 우리를 괴롭히는 질병의 상당수가 식습관과 연관된다는 것을 알 수 있다. 고대인의 평균수명이 짧은 원인을 살펴보면 유아 사망률이 높다는 것, 외상 등의 응급 질환으로 사망하는 것이 주원인이다. 이것이 아니라면 그들은 심각한 질병 없이 장수했을 것이다.

그렇다면 어째서 과식이 여러 질병을 유발할까? 그것은 소화·흡수의 구조에 있다.

우리는 음식 섭취를 통해 외부로부터 영양을 얻고 이를 소화시킴으로써 에너지를 얻는다. 사람마다 개인차가 있지만 대개 음식물을 입에서 씹어 목으로 넘겨, 위를 통과하며 효소의 도움으로 소화를 시키고, 장에 흡수시키는 데 하루 정도가 소요된다.

그사이 소화·흡수를 위해 내장이 움직여야 하는데 **과식하면 내장이 내내 쉴 수가 없다**. 우리의 몸은 어떻게 될까. 내장에 점차 피로가 쌓여 빨리 노화된다.

물론 인간은 음식을 통해 심신을 만들어야 하므로 먹지 않을 수는 없다.

그러나 먹는 횟수와 양을 줄이면 그사이 내장이 쉴 수가 있으므로 그만큼 몸에 부담이 적다. 따라서 건강을 위해서는 소화·흡수에 필요한 에너지를 최소한으로 억제하는 것이 좋다.

고대인이나 야생동물의 식습관과 질병의 차이를 통해 살펴봐도 이는 명백하다.

물론 고대인과 현대인의 신체 구조가 다르고 생활환경도 차이가 난다. 그럼에도 적어도 과식하지 않은 이전의 식생활로 돌아가면 많은 질병을 예방하거나 극복할 수 있으며 지금보다 눈에 띄게 건강하게 장수할 수 있다.

다시 말해 소화·흡수에 큰 부담이 가는 '1일 3식'에서 벗어나는 것이 건강의 첫걸음인 것이다.

따지고 보면 **'1일 3식'의 추진은 식품 산업과 영양학자의 프로파간다를 위한 미디어 선동에 지나지 않는다.** 국민에게 필요 이상의 식품 수요를 부추기는 것은 미국 곡물 메이저나 식품 비즈니스와 직결되어 있기 때문이다.

영양가 저하와
당질 과다

그러면 어째서 과식하는데 영양이 부족한가. 그것은 슈퍼마켓의 채소 판매 코너를 보면 알 수 있다. 백분이 없는 블룸리스bloomless 오이, 싹이 나지 않는 감자, 단맛이 강한 토마토 같은 채소에 익숙하지 않은가?

블룸리스 오이는 오이의 표면에서 나오는 블룸(흰 물질)을 없앤 것이다. 본디 오이에서 천연적으로 생성되는 블룸은 수분 증발을 막는 역할을 하는데 소비자가 흰 물질을 농약으로 의심할 수 있다는 염려와 보기에 좋지 않다는 이유로 블룸리스로 개량했다.

그러나 이 블룸리스 오이는 본래의 오이보다 과육이 단단하고 맛도 떨어질 뿐만 아니라 블룸이 함유한 미네랄 성분인 규소도 결핍돼 있다.

싹이 나지 않는 감자는 보존하는 중에 발아하는 것을 막기 위해 방사선을 쪼인 것으로 영양 저하와 발암성 위험 등이 우려된다.

최근 인기를 끌고 있는 당도 높은 토마토는 비싸게 팔리기 때문에 생산자가 선호하고 있으나 실은 영양가 저하가 뚜렷하게 나타나는 채소이기도 하다.

문부과학성이 공개한 「일본식품표준성분표」에 따르면 **오늘날 채소가 함유한 비타민이 30년 전에 비해 20~50% 정도밖에 되지 않는다.** 특히 토마토의 경우 1950년 당시와 비교하면 비타민 C 함유량이 1/2, 철분은 1/25밖에 되지 않는다.

이는 모두 채소가 천연으로 함유한 영양가와 맛을 무시하고 모양과 편리성, 시장성, 생산 효율을 중시한 품종 개량, 농약 사용, 토양 변화 등의 결과이다.

또 재래 농법에서는 미량 미네랄이 토양에 환원되어 그곳에서 자란 작물은 균형 있고 영양이 풍부했으나 오늘날은 화학비료와 농약을 지속적으로 사용함으로써 미량 미네랄이 작물에 침투하지 못하는 것도 원인의 하나이다.

그리고 또 한 가지, **오늘날 식생활에서 간과할 수 없는 것이 당질 과다이다.**

당질이라면 설탕을 떠올리는 분이 많을 것이다. 물론 설탕도 있지만 그것이 전부가 아니다. 설탕이나 이성화당異性化糖을 포함한 감미료 외에 백미나 밀가루 등과 같이 정제된 곡류도 영양가가 낮은 식품이다.

쌀이나 보리는 바깥쪽에 단백질과 비타민, 미네랄을 함유하고 있으나 이를 완전히 제거한 것이 흰쌀밥과 파스타, 라면, 우동 등 밀가루 가공 정제 식품이다. 말하자면 우리가 주로 먹는 것은 영양소를 모두 떼어내고 남은 당질이라는 찌꺼기인 셈이다.

이렇게 말하면 인간의 에너지원의 기본이 당질 아닌가, 당의 무엇이 문제인가 하고 이의를 제기하는 분이 계실 것이다. 뿌리채소류 등 식물성 식품도 많은 당분을 함유하는데 우리는 뿌리채소도 먹고, 감자류도 먹으며, 쌀도 먹는다. 일상적인 섭취량만으로 당질 과다에 걸리기 쉬운 환경인 셈이다.

또 에너지원으로서의 당분은 뇌와 근육을 움직이는 데 필요한 것인데 이것은 어디까지나 체내에서 분해되면서 당이 되는 '간접당'이다. 혈당치를 바로 올리는 '직접당'은 몸에 유해하다. **뇌가 당분에 의해서만 움직인다는 것도 영양학적으로 거짓**일 수밖에 없다.

백미 등 정제 식품이 좋지 않은 이유가 여기에 있다. 설상가상으로 라면 등 패스트푸드, 과자류와 같은 정크 푸드는 정제 식품인 것에 더해 식품첨가물까지 가득하다. 영양가 적은 채소를 변색 방지 처리에 살균 소독까지 해서 사용하므로 칼로리는 있지만 거의 영양이 없는 음식을 섭취하는 것과 같다.

나아가 탄수화물이나 단 식품이 함유한 당질은 금세 포만감을 불러일으키는 한편 당질이나 식품첨가물의 대부분은 중독성이 높아서 먹기 시작하면 도중에 멈추기 힘든 현상이 벌어진다. 술을 마신 뒤 굳이 배가 고프지 않은데도 라면을 찾는 등의 습관이 생기는 것도 그런 한 예다. 당질로 얻을 수 있는 다행감多幸感(특정 약물의 부작용 등으로 짧은 시간 동안 매우 강한 행복감과 함께 흥분이 동반되는 상태-옮긴이)을 찾아 뇌가 먹고 싶어 하는 것인데 이것이 당질 의존에 빠지는 루트이다.

당질 의존은 신체만이 아니라 정신적으로도 일어난다. 단것을 섭취하면 맛있다는 느낌과 더불어 안정감을 얻는다. 그러나 당분 섭취가 끊기면 정신적으로 불안해진다.

"케이크나 초콜릿을 먹으면 행복해진다"고 말하는 여성을 주변에서 쉽게 볼 수 있는데 이는 뇌가 약물 의존 상태에 빠진 원리와 다르지 않다. '당질 중독'이라 할 수 있을 것이다.

실제로 심리적으로 만족해서 행복해진 것이 아니라 행복을 느끼는 것처럼 마비될 뿐이다.

당질이 뇌 도파민 보수계라는 곳에 작용해 다행감을 촉발하는 것이다. 또 뇌가 다행감에 빠진 사이 도파민이나 아드레날린과 같은 사고력과 행동력을 관장하는 중요한 신경전달물질의 기능이 마비된다. 이렇게 되면 정상적인 사고나 행동이 어려워지고 극단에 쉽게 빠지며 역으로 공격성이 높아진다. 달콤한 디저트를 먹은 뒤 술을 마시고, 라면을 먹고……, 뭔가 비슷한 기억이 있지 않은가.

설탕은 "이 세상에서 가장 긴 역사를 자랑하는 각성제"이다!

칼로리는 있지만 영양이 없는 식품을 먹어 영양실조와 당질 의존에 빠지고, 당질이 끊기면 불안해지므로 점점 더 영양이 없는 높은 당질의 식품을 찾게 되어 건강이 망가진다.

  자, 이제 "현대인은 칼로리 오버인데 영양실조"라는 의미가 이해되셨는가.

'백설탕'만이 악마인가?

당질 중에서도 설탕은 직접적으로 혈당을 올리는 '직접당'이며 이 직접당은 몸에 해가 되는 식품의 대표 격이라 할 수 있다.

간혹 설탕의 해에 대해 말하면 "흑설탕은 몸에 좋으니 설탕이 아니라 백설탕이라고 한정해서 말해주세요"라는 분이 있는데 유감스럽게도 **모든 설탕이 몸에 좋지 않다**. 흑설탕, 사탕무당, 사탕수수당은 물론 벌꿀도 메이플시럽도 마찬가지다. 얼마간의 미네랄이나 비타민이 들어 있는가만 차이가 날 뿐이며 직접당의 위험은 그 어떤 것도 다르지 않다.

본디 인간의 몸은 당을 직접 섭취할 수 있게 만들어지지 않았다. 당이 효소 작용 없이 단백질이나 당질과 결합하는 반응을 '당화'라고 하는데 이것을 인체로 바꿔 말하면 당으로 인한 '노화 현상'이다. 당화의 원인은 당분의 과다 섭취로, 당화가 진행되면 노화를 촉진하는 AGE(당화 최종 생성물)가 생성되어 죽상동맥경화를 유발한다.

설탕과 같은 직접당은 세포 붕괴를 촉진하고 바이러스나 세균에 쉽게 감염돼 이른바 아토피피부염이나 알레르기, 대사증후군의 주 원인이 되며, 암 발생률을 높이고 정신적으로도 불안정하게 만든다. 무엇 하나 좋은 점이 없다.

설탕은 나쁘지만 채소와 과일에 들어 있는 '과당'은 몸에 좋다는 인식이 일반적이나 이것 역시 큰 잘못이다. **과당은 꿀이나 베리류, 멜론류 등의 과일에 많이 들어 있으며 설탕보다 단 데다 역시 유해하다.**

고대인처럼 채소와 과일에서만 과당을 섭취한다면 섬유질, 비타민, 미네랄, 효소와 같은 유익한 식물 영양소를 함께 먹는 것이므로 과당의 해로운 대사 작용을 완화하고 섬유질 등이 당 흡수를 천천히 지연시킨다.

다만 고대인이라고 해도 과일만 먹은 종족은 없었을 것이며, 프루테리언으로 건강을 유지한 경우도 없다. 과일 역시 과한 섭취는 주의해야 한다.

설상가상으로 현재 식품·음료 제조에 사용하는 과당의 대부분은 옥수수 전분을 원료로 한 '고과당 콘시럽(이성화당)'이어서 한층 위험하다. 또 다른 이름으로 **'포도당과당액당'** **'과당포도당액당'**이라고도 한다.

이것을 탄산음료는 물론 스포츠 드링크, 논오일 드레싱, 요구르트 등 온갖 제품에 사용하는데 이들 가공품으로 인해 섬유질이 제거되기 때문에 당분이 훨씬 쉽게 흡수된다. 그뿐만 아니라 채소나 과일의 과당에 비해 다량의 과당을 섭취하여 대사증후군과 당뇨병 등의 위험성을 높인다.

미국은 쿠바혁명으로 설탕 부족에 빠지자 대체품으로 이 '고과당 콘시럽'에 주목했다. 정부는 조성금을 내면서까지 옥수수 산업을 지원하였고 미국인의 식생활이 완전히 뒤바뀌었다. 그 결과 수많은 질병이 나타났다.

심지어 오늘날은 싼값에 대량으로 생산할 수 있는 유전자 조작 기술이 발전해 미국의 옥수수 경작 면적 중 유전자 조작 품종이 85% 이상이나 차지한다고 한다. 그러므로 우리 건강에 악영향을 미치는 것은 '고과당 콘시럽(액상과당이라고도 불림-옮긴이)'만이 아니라 '유전자 조작 식품'이나 '농약'과 같은 모든 문제를 함께 고려하지 않으면 안 된다.

미국 일부에서는 '고과당 콘시럽'을 금지하자는 운동이 널리 퍼지고 있지만 우리는 여전히 위험성조차 알지 못하는 것이 현실이다.

당질 문제에 있어 또 하나 짚고 간다면 **채식주의자도 당질 과다에 빠질 수 있다**는 점이다. 채식주의자의 경우 충치의 위험이 더 높다는 보고가 있다.

채식주의자는 채소 중심의 식사를 하므로 아무래도 탄수화물과 감자류 섭취가 많아진다. 그렇게 되면 영양이 부족한 동시에 당질 섭취율이 높아진다.

고대인이나 야생동물의 충치 발생률은 약 0.01%로 거의 전무하다시피 하다. 그 이유를 살펴보면 직접당을 섭취하지 않는 것과 더불어 당질 함유량이 높은 채소를 거의 섭취하지 않고 영양이 풍부한 고기와 생선 중심의 식생활을 하는 것이 그 배경이다.

'질병의 첫 신호는 충치'라고 해도 과언이 아니며 충치가 생긴다는 것은 당질을 과하게 섭취하는 것이 한 원인이지만 면역력이 약해졌다는 신호이기도 하다.

우유와 단백질도 치아를 약하게 하는데, 치아가 약해져서 면역력이 저하되면 여러 질병에 노출된다.

이를 두고 '생활습관병 도미노'라는 표현을 쓰는데, 예컨대 '당질 과다 → 충치 → 치주염 → 당뇨 → 암'의 도식으로 도미노처럼 연쇄적으로 질병이 이어지는 것이다.

이누이트나 아메리카 원주민을 보면 동물성 식생활을 통해 건강을 유지했으며 우리는 예로부터 바다와 강, 산에서 나는 다양한 산물을 골고루 섭취했다.

요사이 당질 제한을 통해 고기와 생선의 장점을 널리 인식하고 있는데 이런 관점에서 나는 '잡식'을 권한다. 현대는 특히 수많은 독의 위협을 받고 있는데 고기와 생선은 해독력이 약하다. 따라서 **고대인보다 식물 성분을 약간 늘린 식사**를 스스로 유의해서 실천하고 있으며 주변 사람에게도 권장하고 있다. 통상적으로 선사인은 동물성 7, 식물성 3의 비율이었다고 하는데 나는 6 대 4나, 5 대 5 정도의 비율을 주장한다.

'우유'가
골절률·발암률·사망률을 높인다

지금은 '우유가 칼슘이 많은 완전식품이고 건강에 좋다는 것이 거짓'이라는 주장이 일반에 꽤 퍼져 있지만 우유의 해가 적지 않으므로 여기서도 간단히 짚고 넘어가겠다.

앞의 '우유 건강설'은 전후 미국 점령 정책의 일단으로 퍼지기 시작했다. 미국이 주둔하면서 빵을 위주로 한 식생활이 소개되었고, 이를 정착시켜 미국 밀가루의 판매를 획책하기 위해 노력했다. 그런데 빵에는 된장국이 어울리지 않는다. 필연적으로 빵에 우유가 따라붙었다.

그리하여 '우유는 완전식품이므로 건강에 좋다'는 프로파간다를 펼쳤고 학교 급식에까지 침투하게 되었다. 말하자면 모든 것은 산업, 돈벌이를 위한 것이며 또 미국적인 사고방식으로 세뇌하기 위함이었다.

우유는 어디까지나 송아지를 위한 완전식품이다. 태어날 때 50kg 정도의 송아지가 불과 2~3년 만에 400~100kg이나 되는 소가 되므로 분명 이들에게 우유가 완전식품이라 해도 틀리지 않을 것이다.

그러나 소의 완전식품을 사람이 섭취하면 어떻게 될까. '**조숙**'과 '**조로**'가 된다. 몸은 빨리 커지는 반면에 다양한 질병을 유발한다.

우유가 함유한 유당은 '락타아제'라고 하는 분해 효소에 의해 분해되는데 이 락타아제가 아시아인이나 미국 원주민 등의 경우 유아기 이후엔 분비되지 않는다. 분해 효소가 없는데 우유를 지속적으로 마시면 어떻게 될까? 유당이 함유한 칼슘을 흡수하지 못할 뿐만 아니라 다른 식품으로 섭취한 칼슘까지 체외로 배출된다.

다시 말해 우유를 마시면 뼈가 튼튼해진다는 것은 거짓이며 오히려 칼슘 부족에 빠질 수 있다. 뼈를 약하게 하며 충치의 위험도 높아진다.

스웨덴의 웁살라대학에서 우유의 소비량과 사망률, 골절 빈도에 관해 조사한 결과를 보자. 하루 3잔 이상 우유를 마시는 사람은 하루 1잔 이하로 우유를 즐겨 마시지 않는 사람에 비해 사망률이 1.93배나 된다는 사실을 밝혔다. 고관절이 골절될 확률이 60%, 골절 전반에서도 15%나 높은 수치를 나타냈다.

미국에서는 일반적으로 **골다공증이 많이 나타나는** 원인이 **우유를 과다 섭취하기 때문**이라 보고 있으며 우유를 즐겨 마시는 노르웨이의 경우 일본에 비해 골절률이 5배나 높다.

우유의 문제는 뼈를 약하게 만드는 것에만 있지 않다. 《What's in Your Milk?》라는 책에서 저자 엡스타인 박사는 이렇게 경고한 바 있다.

"**우유의 20%는 유전자 조작이다.** 전문용어로 rBGH라고 하며 소문자 r은 recombinant = (유전자) 재조합형, BGH는 소 성장호르몬을 의미한다. (중략) (우유는) IGF-1(인슐린 성장인자 1)이라고 하는 천연 성장인자를 함유하고 있다. 이것은 천연 성장인자이자 정상적인 성장을 관장하는 인자이나 rBGH 우유를 마시면 이 성장인자가 비정상적으로 수치가 높아진다. 이 우유를 마시면 IGF-1은 소화 작용에도 살아남아 소장에서 혈액으로 쉽게 흡수된다. IGF-1의 수치가 증가하면 유방암의 위험성이 높아진다. 우리는 이를 나타내는 20건의 논문을 발표하였다. 또 10건의 발표에서 결장암, 별도의 10건의 발표에서는 전립선암의 위험성이 높아진다는 사실을 적시하였다.

문제는 이것만이 아니다. IGF-1의 증가는 조기 암에 대항하는 우리 몸의 자연 방어 메커니즘(아포토시스Apoptosis)을 떨어뜨린다."

그 밖에도 많은 과학자가 암과 우유의 위험한 상관관계를 지적하였는데 **축산으로 기른 젖소의 우유는 성장호르몬이나 여성호르몬 외에 항생물질과 과산화지질도 함유하고 있다.** 우유가 성호르몬 계열의 암(전립선암, 유방암, 난소암)의 발병 리스크를 높인다는 것은 여러 차례 의학 연구 결과로 보고되고 있다.

그럼에도 불구하고 일본의 많은 의학자는 이를 부정하고 있다. 이렇게 몸에 좋지 않은 우유를 오히려 '몸에 좋은 것'으로 날조하는 데는 이유가 있다.

GHQ(연합군 총사령부)의 점령 기간 동안 보건소에 근무하는 영양사는 반드시 '유업계의 전임 영양사여야 한다'는 것이 조건이었다.

또 모자건강수첩을 1948년에 도입했는데 이를 만든 것이 바로 유업계이다. 당시 그 안에는 '우유(가루 분유)를 먹이자'는 문구가 또렷이 표기되어 있었으며 표지에는 모리나가유업, 유키지루시유업, 메이지유업 등의 광고가 들어가 있었다.

정부와 유업계가 얼마나 유착했으며 우유 보급에 앞장섰는지 잘 엿볼 수 있는 단면이다.

오늘날은 식생활도 안정되고 선택지도 매우 다양해졌다. 이런 상황에서 이렇게 폐해가 있는 우유를 굳이 마실 필요가 있을까. 물론 나는 마시지 않고 있으며, 가족에게도 권하지 않는다.

우리는 하루 80종의 첨가물을 먹고 있다

점심시간의 오피스가街, 12시가 되면 일제히 빌딩에서 사람들이 쏟아져 나와 편의점으로 몰려드는 광경을 흔히 볼 수 있다. 도시락이나 샐러드에 청량음료, 다이어트 음료, 도쿠호 마크トクホマーク(특정 보건용 식품 마크의 준말, 특정 보건 효과를 기대할 수 있는 식품이라는 표식으로 후생노동성 인가 식품이다-옮긴이)가 붙어 있는 차를 들고 계산대에 긴 줄을 선다.

만일 매일 이 행렬에 동참하고 있지만 건강하게 장수하고 싶은 생각이 있다면 당장 식생활을 점검해보는 것이 좋다.

아무 생각 없이 편의점에서 구입한 점심 끼니를 예로 우리가 평소 섭취하는 식품 세계를 한번 들여다보자.

우선은 도시락. 성분 표시를 한번 소리 내 읽어보자. 읽는 동안 혀를 깨물 정도로 많은 식품첨가물이 빼곡히 나열되어 있을 것이다.

우리는 하루 80종 이상의 식품첨가물을 먹고 있는데 대부분이 석유 정제 물질이다. **일본에서 허용하는 첨가물 중에는 서구에서 종류와 농도를 규제하는 것도 대단히 많다.**

발암성이 의심스러운 것, 함께 섭취함으로써 화학변화를 일으켜 발암성을 나타내는 '식품첨가물의 해로운 조합'까지 인체 유해성을 따지자면 끝이 없다. 특히 자주 사용하는 식품첨가물을 보면 다음과 같다.

- 안식향산나트륨(보존료)
- BHA/BHT(산화방지제)
- 글루탐산나트륨(화학조미료)
- 소브산/소브산칼륨(보존료)
- 아질산나트륨(발색제)
- 적색2호/적색3호/녹색3호/카민 색소/청색1호/황색4호(착색료)
- 카라기난(유화안정·증점제)

도시락이나 판매용 반찬 등을 보면 '글루탐산나트륨'이 기본적으로 들어 있다. 향미 증진 조미료다. 도시락에서 가장 인기 있는 닭 튀김이나 햄버거 등에도 흔히 사용하는데 '글루탐산나트륨'은 정신 질환, 간질, 내장 지방 증가 등의 원인이 되며 심장병, 당뇨병, 대사증후군 등의 위험을 높인다.

'아질산나트륨'은 햄, 소시지 등의 가공식품에 널리 사용하는 발색제다. 이것과 오래 썩지 않도록 하기 위해 사용되는 보존료 '소브산'까지 이 두 원료가 화학변화를 일으키면 발암성이 의심되는 물질을 만들어낸다는 사실도 널리 알려져 있다.

또 선명한 색깔의 단무지나 채소 절임 등에 사용하는 착색제는 대부분 발암성이 높고 알레르기 등을 유발한다는 것이 동물실험으로 드러났다.

커팅 채소는
영양까지 커팅한다

 다음으로 도시락만으로는 채소 부족이 염려돼 사이드 메뉴로 흔히 선택하는 것이 샐러드다. 그런데 플라스틱 컵에 들어 있는 커팅 채소를 보면 뭔가 이상하다는 생각이 들지 않는가.

 보통 채소는 잘라놓으면 변색되거나 시들어버리는데 컵에 들어 있는 샐러드는 내내 싱싱하다.

 편의점 샐러드나 슈퍼마켓 등에서 판매하는 커팅 채소는 변색되거나 금방 시들면 판매할 수 없다. 그렇기 때문에 **변색 방지 처리를 하거나 살균 소독**한다.

 커팅된 채소는 '차아염소산나트륨'이라고 하는 매우 강한 살균 효과가 있는 소독제에 담가 변색 방지와 살균 처리를 하고 다시 아삭한 느낌을 내기 위해 'pH조정제'에 담그는 경우까지 있다.

'pH조정제'는 식품의 pH를 약산성이 되도록 조정함으로써 식품의 부패를 억제하는 식품첨가물이다. 구연산, 구연산나트륨, 탄산나트륨, 인산염 등을 일괄 표시하며, 합성 보존료의 대체 물질로 미생물 억제를 목적으로 사용한다.

'차아염소산나트륨'은 곰팡이 제거 세제나 젖병의 살균 세정제로도 이용하는 강력한 약품이다. 그런데 **판매하는 커팅 채소의 경우 '차아염소산나트륨'의 표시 의무가 없다**. 제조 공정에 사용하는 화학약품에 관해서는 가공 보조제로, 표시 의무가 면제되는 마법이 있기 때문이다.

농약 범벅으로 영양이 저하된 채소가 이런 처리까지 거치면 샐러드의 영양가는 당연히 한층 낮아진다. 이런 채소를 아무리 '20품목'씩 먹는다 한들 건강에 좋을 리가 없다.

설상가상으로 앞서 언급한 '고과당 콘시럽(이성화당)'이 첨가된 논오일 드레싱이라는 대사증후군의 요인까지 함께 딸려서 버젓이 판매하고 있다.

제로 칼로리인데
살찌는 이유

우리가 흔히 찾는 페트병 청량음료와 다이어트 음료도 함께 살펴보자. 이것들에는 발암성이 있는 '안식향산나트륨'을 항균·부패 억제 작용을 하는 보존료로 사용하는 경우가 많으며 이에 더해 인공감미료도 적잖이 들어간다.

인공감미료는 일찍이 '사이클라민산나트륨'이나 '사카린' 등이 발암 위험이 있는 것으로 사회문제가 되어 사용을 금지한 바 있다(사카린은 사용 가능하도록 재허가해 껌이나 치약 등에 사용하고 있다).

그러나 최근엔 사회문제도 되지 않고 이것들을 대신해 '아스파르테임'이나 '수크랄로스'와 같은 인공감미료가 활개를 치고 있다.

아스파르테임은 설탕의 200배, 수크랄로스는 600배의 단맛이 난다고 하는데 이것들은 섭취해도 열량이 전혀 없어 **제로 칼로리 다이**

어트 감미료나 탄산이 들어간 다이어트 음료에 흔히 사용하고 있다.

그러나 다이어트에 관한 유효성을 검증한 거의 모든 조사에서 인공감미료를 섭취한 사람은 보통의 탄산음료를 마신 사람보다 오히려 체중이 늘었다는 조사 결과가 나왔다.

동물실험 등에서는 성장 지연과 적혈구 감소, 갑상선 기능 감퇴, 마그네슘과 인 결핍, 간·뇌 비대, 간세포 이상, 난소 수축, 백내장 발병 가능성 증가와 같은 리스크를 지적하였다. 여기에 더해 이와 같은 대체 인공감미료는 대뇌변연계의 보수 회로를 자극해 마약처럼 의존성이 높다.

간편한 다이어트라는 선전 문구에 끌려 건강과 미용을 염려한 결과가 실제로는 오히려 유해한 화학물질을 섭취해 병을 얻거나 건강을 해친다면 어처구니없는 일이 아닐까.

건강을 해치고 싶다면
'도쿠호' 제품을 먹어라!

그렇다면 '특정 보건용 식품(통칭 도쿠호 p.35 설명 참조)' 음료라면 안전, 안심이라고 생각할 수 있겠으나 이 역시 큰 착각이다.

'도쿠호'란 1991년 창설된 '보건기능식품제도'에 의해 소비자청(2009년 8월까지는 후생노동성)이 식품의 유효성·안전성에 관한 심사를 통해 허가한 식품에 '도쿠호' 마크를 붙이고 특정 성분이나 효과를 표시할 수 있도록 한 상품이다.

그러나 철저한 연구와 실험이 이루어진 것이 아니며 개중에는 **오히려 건강에 악영향을 미치는 상품도 존재**한다. 그럼에도 불구하고 건강 붐을 타고 '지방 흡수를 억제한다' '배 속을 편안하게 한다' '식후 혈당치 상승을 억제한다' 등의 문구가 실린 도쿠호 상품이 편의점에 한가득 늘어서 있다.

그 대표적인 것이 도쿠호 마크가 붙은 콜라가 아닐까. 우선 발암성이 높은 인공감미료를 사용한다는 점에서 오히려 설탕이 한가득 들어간 일반 콜라가 더 낫다는 의견이 있을 정도다. 인공감미료 외에도 캐러멜 색소나 산미료, 향료, 카페인 등을 함유하고 있다.

그럼에도 어째서 '도쿠호'인가 하면, 지방 흡수를 억제한다는 수용성 식물섬유의 일종인 '난소화성 덱스트린'이 들어 있기 때문인데 그 밖의 성분은 물과 첨가물이다.

그렇다면 어째서 정부는 이 상품을 건강해지는 상품으로 허가한 것일까. 그 의도에 대해서는 아무래도 상상력을 발휘할 필요가 있지 않을까 싶다.

이상으로 편의점 점심 메뉴를 예로 들어 다양한 식품의 해를 소개하였다. 점심 식사만으로 이렇게 많은 유해 물질을 섭취하는 것이다. 이것을 세끼, 매일 섭취한다면 우리 몸은 도대체 어떻게 될까.

일본의 농약 사용량은 세계 최고 수준

평소 우리가 많이 섭취하는 식품첨가물과 더불어 2대 독소를 꼽는다면 '농약'이 될 것이다.

"중국산 채소는 무서워"라고 말하는 사람들이 많은데 그 말이 무색하게 일본의 농약 사용량은 세계 톱 수준이다. 경제성장과 더불어 중국의 사용량 증가율이 눈에 띄지만 **농약 사용량 1위를 다투는 곳은 바로 일본과 한국**이다.

일본에서 널리 사용하는 농약은 네오니코티노이드계 외에 글리포세이트계, 유기인계가 상위 3위에 올라 있다.

네오니코티노이드계는 뇌의 시냅스 부분에 있는 신경전달물질인 아세틸콜린의 수용체에 결합해서 **신경을 지속적으로 흥분시킴으로써 해충을 죽이는 농약**이다.

글리포세이트계는 식물 성장에 필요한 아미노산 생성을 중단시키는 작용을 하는 초강력 농약으로 수많은 조사에서 **발암성**의 위험을 지적하고 있다.

유기인계는 신경이나 호흡 계통에 작용해 벌레를 죽이는 농약으로, **같은 계통에 있는 신경독**neurotoxin으로 '사린'이 유명하다.

아무리 살충이 목적이라고 해도 이런 농약의 작용을 살펴보면 소름이 끼치지 않을 수 없다. 꼼꼼히 잘 씻는다 해도 세포까지 침투한 농약은 완전히 세정되지 않으므로 농약을 살포한 작물을 섭취하는 일은 두려움이 따른다.

예를 들어 네오니코티노이드계 농약의 하나인 '아세타미프리드의 농약잔류허용기준(MRL)'의 경우 사과는 미국의 2배, EU의 2.8배, 딸기는 미국의 5배, EU의 6배다. 찻잎은 EU의 300배의 사용 기준량을 설정하고 있다. 웬일인지 일본의 사용 기준이 비교할 수 없을 만큼 높은 것을 알 수 있다(NPO법인 다이옥신 환경호르몬대책국민회의, 2012년 발표).

애당초 이 네오니코티노이드계 농약은 꿀벌의 격감에 관계가 있으며, 인간의 뇌에도 악영향을 미치는 것으로 보고되어, 그 맹독성을 이유로 EU를 비롯해 많은 국가에서 사용을 금지하고 있다. 한국이나 미국 몇몇 주에서는 일부 네오니코티노이드계 농약을 규제하고 있고 중국에서도 네오니코티노이드계와 비슷한 성질의 '피프로닐'을 금지하고 있음에도 **일본은 세계적으로 위험시하는 농약의 잔류 허용 기준치를 오히려 완화하는** 방향으로 가고 있다.

관행재배(화학비료를 사용한 일반적인 재배 방식)를 하는 농가도 자신들이 먹을 것에는 농약을 치지 않는 이중적인 행태가 정설처럼 널리 퍼져 있다.

농가도 농약 사용을 반기는 것은 아니다. 그렇다면 어째서 농약을 많이 사용할까. 벌레 먹거나 가지런하지 않은 모양새, 지저분한 것은 자연 그대로라는 증거이지만 소비자가 싫어하고 깨끗한 채소만 찾기 때문이다.

오늘날 작물의 영양가가 떨어지는 것도 농약의 대량 살포가 그 원인의 하나다.

모양이 고르고 벌레 먹은 흔적이 없는, **보기에 예쁜 채소가 얼마나 위험한지**는 생각하지 않고 외양만 추구한 결과 우리 몸은 병들고 건강이 악화되고 있다. 아쉽지만 자업자득이라고 할 수밖에 없다.

식사 횟수를 줄이면
독 섭취량도 줄어든다

"그러면 도대체 먹을 것이 없지 않나?" 하는 불평이 들려오는 것만 같다. 맞다. 바로 그대로다! 그러니 먹지 않으면 된다.

'하루 세끼를 꼬박 챙겨 먹지 않는' 것의 좋은 점은 장수나 안티에이징 효과만 있는 것이 아니다. 먹는 양을 조절해 혈당이 오르는 횟수를 줄이면 그만큼 **체내에 유입되는 독소의 양도 줄어드는** 셈이다.

이제는 식품첨가물이나 당질로 범벅이 된 식품·음료, 농약과 방사선에 노출된 채소·과일, 유전자 조작 사료와 약으로 키운 고기·생선 등의 '사회독'과 완전히 무관하게 식생활을 하기가 불가능해졌다.

그렇다면 가급적 먹는 빈도를 줄임으로써 독이 체내에 들어오지 않도록 주의하는 것, 혈당이 올라가는 횟수를 줄이는 것, **양보다 질로**

먹는 것이 중요하다.

그리고 해독 효과가 높은 식품과 영양가가 높은 식품, 사회독이 들어 있지 않은 식품을 선택해야 할 것이다.

방사능이나 금속 등을 디톡스 하는 데 효과적인 식품, 첨가물·농약을 사용하지 않는 농가와 이를 유통하는 판매점을 주의해서 찾아보자.

이런 농가나 판매점을 고르는 행위는 그 자체로 소비자의 의사 표시다. 농약을 듬뿍 쳐서 모양이 미끈하고 고른 당근보다 농약과 화학비료를 사용하지 않아 투박하고 비뚤비뚤하며 벌레 먹은 당근을 선택하는 소비자가 늘면 분명 농약을 사용하는 농가도 줄어들 것이다.

무농약이나 자연농(자연재배라고도 한다), 무첨가 식품은 고가라서 일상적으로 먹기가 부담스럽다는 분도 계시지만 1일 3식을 하지 않는다면 독의 유입을 피하는 동시에 하루에 준비할 식재료의 양도 줄어든다. 3식을 2식으로 하면 식재료비가 절약될 것이고 주부 입장에서는 만드는 회수가 2회로 줄어들므로 한결 수월하다. 하루 세끼를 모두 유기농 식재료로 차리는 것은 아무래도 비용 면에서 부담스럽지만 1일 2식이라면 어느 정도 실현 가능하지 않을까.

우선은 아침 거르기부터 시작하자!

 단식 추종자들은 1일 1식을 추천하지만 사실 이를 갑자기 실천하는 것은 대단히 어렵다. 세끼를 꼬박꼬박 먹던 사람이 갑자기 식사를 한 끼밖에 하지 못한다니 너무 가혹하지 않은가. 그렇다면 우선 3식을 2식으로 줄이는 것부터 시작해본다.
 '1일 2식'이라고 하면 다이어트 책을 많이 읽은 여성 등은 아침과 점심을 충분히 먹고 저녁을 거르는 것이라 생각하겠지만 실은 아니다.
 우선 **아침을 거르는 것부터 시작하자**. 1일 1식을 한다고 해도 아침 식사가 아니라 점심이나 저녁을 먹는 것이 좋다.
 하루의 시작인 아침 식사를 충분히 하는 것이 건강의 바로미터인 것처럼 말하지만 실은 우리 몸이 아침 일찍부터 음식을 받아들이도록 되어 있지 않다. **몸이 공복을 느낄 때가 활동하기에 최적의 상태이다.**

무슨 말인가 하면 공복감은 '음식물을 원한다'는 사인이 아니라 '활동할 준비가 되었다'는 에너지 충전 완료의 사인인 것이다.

음식물을 체내에 넣어 소화·흡수하기까지 약 4~6시간이 소요된다. 그것이 끝날 즈음에 공복감이 느껴지는 것이다.

고대 수렵민족은 공복을 느낄 즈음에 사냥을 나가서 음식을 섭취하였다. '에너지 충전 → 공복 사인 → 활동(수렵 활동으로 에너지 소비) → 먹는다'의 사이클이 만들어져 여분의 열량이 몸에 축적되지 않았다. 따라서 비만해지지도 않았고 과식으로 인한 질병도 없었던 것이다.

그러나 현대는 수렵으로 대단히 힘들던 고대와 달리 먹을거리를 쉽게 손에 넣을 수 있다. 따라서 '활동하라'는 공복 사인을 무시하고 바로 무언가를 먹어버린다. 이것이 과식의 원흉이라 할 수 있다.

이렇게 조언하면 "아침엔 속이 비어서 먹지 않으면 움직일 수 없다"고 호소하는 사람이 있다. 이런 부류는 이미 **당질 중독자**라 할 수 있다.

전날 저녁에 섭취한 에너지가 아직 충분히 남아 있음에도 불구하고 속이 비어서 아무것도 하지 못한다면 이는 전날 저녁에 섭취한 당질로 인해 부자연스럽게 공복감을 느끼는 것이다.

저녁에 당질 함유량이 높은 음식을 섭취해 혈당치가 급상승했다가 3~4시간 후 급격히 떨어진 상태로 아침을 맞이하는 '잠재적 반응성 저혈당'인 사람도 많다.

　우선 아침 식사를 하지 않으면 어질어질하다는 사람은 당질의 양을 조금씩 줄이는 것부터 시작해보자. 그리고 2주간 아침 식사를 거르는 생활을 유지한다. 단지 물만 충분히 마셔준다. 2주 후에는 몸의 변화를 느낄 수 있을 것이다.

　뇌가 더 이상 음식을 원하는 사인을 내지 않으며 아침 식사를 하지 않아도 얼마든지 활기차게 움직일 수 있다.

'좋은 식사'는 오래도록 든든하다

'먹는 횟수를 줄여 하루 2식을 하세요'라고 하면 그만큼 폭식을 하지 않을까 염려하는 분이 계시다. 이는 전혀 문제가 되지 않으며 그리 걱정할 필요가 없다.

당질 의존에서 벗어날 수 있다면 뇌 식욕 중추에 자극이 줄어 두 끼만으로도 충분하다.

나는 기본적으로 아침과 점심은 생략하고 저녁 식사만 하고 있다. 그사이에는 소금물이나 매실 다시마차를 마시곤 한다. 저녁엔 채소, 고기와 생선을 균형 있게 섭취하며 집에서 식사를 할 때 밥은 100% 현미다. 외부에서 술을 마실 경우는 밥을 먹지 않는다. 술도 종류에 따라 차이는 있지만 당질을 함유하고 있기 때문이다. 게다가 술에는 안주가 함께 따라온다.

나의 경우 엄밀하게 '하루 한 끼'라는 철칙에 얽매이지 않고 배가 고프거나 사람을 만날 때는 점심 식사를 하는 경우도 꽤 있다. 직접 당이 되는 과자나 디저트류 등의 단것은 일절 입에 대지 않으나 라멘은 기분 전환도 할 겸 월 1~2회 정도 가끔 먹기도 한다.

말하자면 하루에 먹는 횟수와 당질의 섭취 방식에 주의하는 것이 나의 식생활의 핵심이다.

지금까지 과식하던 사람이 음식을 앞에 두고 참는 것은 극히 어렵다. 그러나 **두 끼 식사를 한다면 특별히 양을 제한해 참을 필요가 없다.** 식사 횟수를 줄임으로써 이미 과식을 예방하기 때문이다.

자꾸 무언가 먹고 싶어지는 것은 일차적으로 당질을 비롯해 여러 첨가물 등의 속임수로 맛을 포장한 먹을거리가 우리 주변에 넘쳐나기 때문이며, 나아가서는 식품 산업계의 선동으로 덮어놓고 세끼를 먹어야 한다는 고정관념이 고착화되었기 때문이다.

우리는 이미 첨가물 등의 폐해로 '먹고 싶다'는 뇌의 욕구가 자극받아 과도하게 음식물을 섭취하고 있다. 내장은 하루 한 끼 식사만으로도 음식물의 소화·흡수에 풀가동된다. 다만 거듭 강조하지만 하루 두 끼를 실천한다면 정말 영양가가 있는 것을 섭취하는 것이 중요하다. '진짜'를 먹는 것이다.

이것만 지킨다면 '칼로리 과잉인데 영양실조'라는 기이한 현상에서 벗어날 수 있다. 반대로 **식재료의 질을 개선하지 않은 채 식사 횟수를 줄이면 심각한 영양실조에 걸리고 만다.**

어떤 식재료를 선택해야 하는지는 다음 파트에서 이야기해보자.

아이들에게
'간식'은 필요 없다

어머니들이 강의를 요청하는 경우가 많은데 그때 자주 나오는 질문이 '어린이 식사'에 관한 것이다.

앞서 어른은 영양가가 있는 식사라는 전제하에 하루 두 끼로 충분하다고 했는데 한창 성장기에 있는 아이에게도 똑같이 적용되는지 궁금한 것이다.

이미 신체가 완성된 어른과 달리 몸을 만들어가는 어린이에게 하루 두 끼가 부족하지 않나 하는 우려도 충분히 이해할 수 있다. 그러나 사실 **몇천 년에 걸쳐 아이들도 두 끼로 이어왔다는** 사실을 환기해보길 바란다.

다만 염려하는 마음은 충분히 공감하므로 하루 세끼를 배부를 때까지 먹이는 것은 과하다는 정도의 개념을 가지시도록 말한다.

우리 집에는 현재 6세 딸이 있는데 유치원에 가는 날은 하루 2,5끼 정도를 하고 있다. 평일의 경우 아침 식사는 가볍게 MEC 식단(고기, 달걀, 치즈 등을 중심으로 한 식사. 그러나 우리 집에선 치즈는 생략한다)을 기본으로 하고 점심은 유치원 급식으로 친구들과 동일하게 먹으며 저녁은 어른과 함께 보통의 식사를 한다.

휴일의 경우는 런천식으로 아침 겸 점심 식사를 하고, 저녁은 평소와 다름없이 먹는다. 말하자면 1일 2식이다.

보육원·유치원 그리고 초등학교에서는 자동적으로 식사를 제공하므로 어쩔 수가 없다. 유치원에서 주는 간식과 우유에 대해서는 무리하게 권하지 않도록 유치원 측에 부탁하기도 했지만 그보다 딸이 스스로 먹지 않고 있다.

평소에 나는 단것이나 우유의 해에 대해 아이에게 많은 이야기를 해주어 딸이 스스로 선택해 유치원에서 먹지 않고 있다.

한편 어린이용 간식을 항상 준비해두었다가 아이가 원할 때마다 주는 부모를 만나기도 하는데 이는 완전히 난센스다. 요즘은 10시와 15시의 간식이 당연시되는 듯하지만 분명히 말해 **아이에게 간식은 최악**이다.

그 이유의 하나는 우선 과식이기 때문이다. 아무리 성장기에 있는 아이라 해도 하루 세끼 식사에 더해 두 번의 간식은 분명히 과하다.

심지어 항상 간식을 들고 다니며 시시때때로 주면 어린이의 작은 내장은 과부하가 걸려 활성산소가 과도하게 발생하며 노화가 빨리 시작된다. 덧붙여 말하자면 이는 당질 의존이기도 하다.

아이는 늘 소란스럽다. 말도 잘 듣지 않는다. 이를 얌전하게 만들기 위해 많은 부모가 안일하게 간식으로 달래곤 한다. 이런 습관은 건강을 망칠 뿐 아니라 교육에도 결코 좋지 않다.

간식이 문제인 이유는 단것이 많다는 점도 있다. 당의 유해성에 대해서는 반복적으로 지적하였는데 어른도 피해야 할 당을 아이에게 준다는 것은 문제가 한층 심각하다. 건강한 내장이 점차 당으로 오염되며 그에 따라 질병의 위험도 높아진다.

그렇다면 설탕을 첨가하지 않은 것이라면 괜찮은가 하면 물론 그렇지 않다. 과자나 크래커 등도 '흰 탄수화물'로 만든 것이다. 직접당이 그대로 체내에 흡수된다는 점에는 변함이 없다.

또 설탕을 사용하지 않더라도 단맛이 나는 것도 문제이며 **달면 달수록 뇌와 충동 기구에 문제가 발생한다.**

아이들이 고기와 생선을 좋아하는 것은 어떤 의미에서 필연적이다. 단백질 등의 영양소가 필요하기 때문이며 채소라 하더라도 호불호가 나타나는 것도 자연스러운 일이다.

우리 집에서는 간식을 주는 일이 거의 없지만 그래도 이따금 속이 비었을 때는 오징어나 다시마 초절임, 말린 잔생선, 견과류, 볶은 현미, 무농약 과일 등을 먹인다.

과일은 요즘의 당도 높은 달달한 종류가 아니라 신맛이 섞인 예전 종류를 주는 것이 좋다.

아동기에 먹는 음식은 신체와 두뇌를 이루는 기초가 된다. 이것이 나중까지 영향을 미치므로 음식의 질에 관해서는 한층 더 신중을 기해 선택하는 것이 좋다.

그렇다면 중요한 한 끼 한 끼로 우리는 무엇을 먹으면 좋을까. 이야기를 조금 더 진전시켜보자.

잘못된 '매크로바이오틱'은 충치와 혈행장애를 유발한다

성인의 경우 하루 세끼가 필요 없다는 말을 하였다. 그렇다면 한층 의미가 중요해진 한 끼 식사에 무엇을 먹으면 좋을지 생각해보기로 하자.

우선 한때 대단히 인기가 높았던 '매크로바이오틱(macrobiotic, macro와 biotic의 합성어로 위대한 생명이라는 의미-옮긴이)'의 경우. 이것의 주요 근간이 되는 신토불이, 설탕 사용 금지, 유제품 사용 금지, 자연 추출 식품첨가제 사용, 천연염 사용, 농작물 뿌리부터 껍질까지 통째로 다 먹기 등의 지침은 현대 과학에 비춰볼 때도 문제가 없으며 찬성하는 일면이 있다.

그러나 최근 들어 매크로바이오틱이 마치 채식주의인 양 경도되는 경향이 있으나 **본디 이는 채식만 기반으로 하는 것이 아니다.** 또 백

설탕은 안 되지만 흑설탕은 좋다는 등의 엉터리 주장을 일삼는 매크로비스트도 늘고 있다. 영양학적으로 보자면 단백질과 미네랄, 비타민 부족이 우려되는데 특히 고기와 생선 등 단백질을 기피하는 사고방식은 건강을 해치는 문제로 직결된다. 고기와 달걀, 어패류는 인류 역사와 더불어 이어 내려온 귀중한 단백질원이며 이것을 제외하고 건강해질 수는 없다.

매크로바이오틱 추종자 가운데 충치와 혈행장애가 많다는 주장도 나오고 있다. 특히 채식주의자는 아무래도 곡물류나 탄수화물을 많이 섭취하므로 당질 과다가 되고 충치 위험이 높아지는 것이다. 물론 미용의 관점에서 매크로바이오틱을 실천하고 실제로 건강해졌다는 사람이 없지는 않다.

이즈음에서 최근 새롭게 주목을 받고 있는 '육식'에 대해 살펴보자면 고기를 위주로 한 식단이나 이전 원주민의 식습관에 건강의 비결이 있다고 주장하는 식자가 꽤 많다.

고기는 혈액의 산성도가 높아지는 사독화나 각종 건강 장해를 유발하는 단점이 있지만 한편으론 **채소와 콩 등으로는 부족한 '필수아미노산'을 쉽게 섭취할 수 있다**. 다만 육식이 혈액을 산성으로 만든다는 것은 부분적으로 오류가 있다. 육식이 주류가 아닌 일본 전통 식단을 권장하던 유명한 맥거번 보고서(정식 명칭은 미합중국 상원 영양문제특별위원회 보고서-옮긴이)의 경우도 내용은 의미가 있지만 동시에 잘못된 주장도 꽤 발견된다. 과학계의 단선적 시각으로 약점을 노출시키는 것이 보고서의 문제다. 이것과 관련해서는 대단히 복잡한 관계로 생략하지만 간단히 말하자면 갓 잡은 고기는 산성 작용 없이 전자 환원 작용을 하며, 특히 이것은 야생 고기 등에서 현저하다. 시판 고기는 전자 환원 작용이 약하고 알칼리보다 산성으로 쉽게 달라지는 요소는 있으나 아무튼 이 이론으로는 고대 인류가 건강을 유지한 원인을 특정하기 힘들다.

이누이트들은 채소를 거의 섭취하지 않고 바다표범이나 북극곰 등의 고기를 주식으로 살았다. 홋카이도 아이누 등도 곰이나 사슴고기를 먹어왔으며 아메리카 원주민도 새와 동물 고기로 연명하였다. 그들은 건강하게 장수했으며 암이나 심근경색, 충치 등이 거의 발생하지 않았다. 이를 근거로 강인한 육체의 근원이 고기에 있다고 주장하는 육식 추천 전문가가 많은 것도 일면 수긍할 만하다.

그렇다면 '채식이 좋은가, 육식이 좋은가' 하고 물으시는데 이 질문 자체가 난센스다.

나는 채식주의자와 육식주의자 양쪽 모두 건강한 사람을 알고 있으며, 결국 식사는 영양학의 관점으로만 설명할 수 없다고 생각한다.

놀랍게도 세상에는 극단적으로 먹지 않고도 살아가는 '단식의 기인'도 존재하지 않는가. 오랫동안 먹지 않았음에도 생명 유지에 문제가 없다는 기인의 말을 들으면 '올바르게 먹는 법' 등의 식사 개념이 우르르 소리 내며 무너져 내리는 듯하다.

채식이든 육식이든 모두 장단점이 있다고 한다면 도대체 어떻게 해야 할까. 나의 추천은 '**잡식**'이다. 영양만으로 식재료를 고르지 말고 다양하게 먹는 것이 좋다.

생각해보면 영양의 관점으로만 만든 식사를 혼자 먹는 것은 '모이'와 다를 바 없다. 얼마간의 영양과 계절감 등을 고려한 음식을 소중한 사람들과 함께 나누며 즐기는 식탁. 이것보다 더 훌륭한 식사는 없을 것이다.

식사는 '계절·풍토·통째'를 기억하라

원래 일본은 1868년의 메이지 시대가 열리기 전까지 육식이 일반적이지 않았음에도 불구하고 이전 **도쿠가와 시대 사람들이 현대인보다 스태미나가 좋았다고** 한다.

고대 인류의 몸이 시대적 상황에 맞춰 진화했듯 농경이 정착함에 따라 육체도 산업 환경에 맞춰 변화해왔다.

일본에는 오랜 세월 '콩·견과류·해조류·녹황색 채소·어패류·버섯류·감자류'로 대표되는 식문화가 이어져 내려왔으며 곡물이 주식이다. 그로 인해 서구인에 비해 장이 길어 곡물의 소화에 적합한 신체 특성을 갖게 되었다. 그리고 **체질적으로는 이른바 곡식을 주로 한 전통 식단이 맞는 사람과 고대인과 같은 육식 위주 식사가 맞는 사람으로 이분되는** 듯하다.

그런 점에서 본다면 오늘날 전통 밥상이나 안주, 회 등의 요리는 매우 깊은 역사성을 담고 있으며 이치에 맞게 진화해온 결과물이라 할 수 있을 것이다.

우선 다음에서 식단을 짤 때 유의해야 할 3가지를 소개한다.

① 계절 음식을 먹을 것

'계절 음식'을 추천하면 '제철에 나온 것은 맛있으니까'라고 단순히 생각할 수 있지만 그것 이상의 의미가 있다.

"자양 풍부한 제철 요리" 등의 표현을 흔히 보게 되는데 자양이라는 것은 영양이 풍부하고 맛있다는 의미이다. 문구 그대로 **제철에 자란 작물이야말로 영양가가 높다.**

동양의학의 관점에서 봐도 계절에 맞는 것을 섭취하는 것은 자연의 섭리와도 맞다.

예를 들어 지금은 하우스 재배의 발달로 한겨울에도 오이와 토마토를 슈퍼마켓에서 흔히 볼 수 있지만 오이와 토마토는 몸을 차게 하는 여름 채소다. 한겨울에 가격도 비싼 여름 채소를 먹어서 몸을 차게 만들어 병을 초래하는 것은 상식적으로도 맞지 않다.

계절 작물을 먹어 자연의 섭리에 맞춰 사는 것이야말로 무엇보다 확실한 건강 비결이다.

② 풍토에 맞는 먹을거리를 섭취할 것

이것은 '신토불이'에 기초한 사고로 '신身(몸)'과 '토土(땅)'는 '불이

不二(떼어놓을 수 없는 관계)'라는 의미다.

다만 오늘날은 다른 나라의 요리를 손쉽게 먹을 수 있는 데다 외국이 원산지인 농산물도 재배할 수 있어 무엇이 우리 풍토에 맞는 것인지 분별하기 어렵게 된 것도 현실이다.

다른 한편으론 세계 요리의 현장에서 **전통 채소를 사용하는 곳이 늘고 있다.** 이탤리언이나 프렌치 레스토랑에서 우엉이나 순무, 무와 같은 채소를 사용한다든지, 이런 채소를 농가와 협업해 부활시키는 등의 신선한 경향도 엿보인다.

이 같은 흐름을 이어받아 가정에서도 전통 채소를 다양하게 사용해보는 것도 좋을 듯하다. 가까운 우리 땅에서 나고 자란 안전한 전통 식재료를 서양 요리에까지 적극적으로 활용한다면 질리지 않고 한층 많이 섭취할 수 있을 것이다.

③ 통째로 다 먹을 것

'홀푸드'라는 말을 들어본 적이 있는지. 예를 들어 생선이라면 머리부터 꼬리까지, 감자나 당근은 껍질째 잎이 붙어 있는 그대로, 쌀은 현미로 먹는 식이다.

통째로 먹는 것의 장점은 당질 함유량이 높은 곡류나 뿌리채소류 등을 통째로 먹음으로써 식이섬유를 섭취하고, 그 **식이섬유가 당질 흡수를 완화하여 몸에 적합한 간접당의 형태로 흡수된다는** 것이다. 정미한 백미는 쌀의 영양소를 모두 제거한, 당질 덩어리에 지나지 않으나 현미를 먹으면 외피에 있는 비타민과 미네랄 같은 영양소를 함께 섭취할 수 있다.

한편 전통 식문화에서 간과할 수 없는 것이 바로 발효 식품이다. 된장이나 간장, 낫토, 절임류 같은 발효 식품도 이런 자연주의적 사고의 연장선에서 생각할 수 있다. 유산균이나 효모균 등의 미생물을 발효 식품이 함유하고 있기 때문이다.

참고로 나는 평소 식사에서 발효 식품을 충분히 섭취하기 위해 노력한다.

발효 식품은 **장내 환경 개선에 매우 효과적이며, 장내 환경이 좋아지면 영양소가 효율적으로 만들어진다.**

그러면 식욕도 자연스럽게 억제되며 당질을 섭취하지 않아도 힘들지 않다. 발효 식품은 '하루 세끼를 다 먹지 않는다'는 목표를 실천하는 데도 강력한 지원군의 역할을 한다.

전통 식단은
건강 만능 식단

앞서 오랜 세월 곡물을 주로 하고 다양한 부식을 두루 섭취하는 식생활이 이어져 내려왔다고 언급했는데 바로 이 **전통 식단이 건강한 몸 관리를 위한 중요한 양생 포인트**다.

전통 식단에 올라오는 주요 식재료는 생활습관병 예방과 콜레스테롤 저하, 노화 예방, 피부·점막 저항력 강화, 피로 해소, 뼈를 튼튼히 하는 등의 작용이 탁월하여 나 역시 평소에 적극적으로 추천한다.

앞서 간단히 소개했으나 강조하는 의미에서 다시 한 번 되새겨보기로 하자.

- 콩
- 견과류

- 해조류
- 녹황색 채소
- 어패류
- 버섯류
- 감자류

우리 식생활에서 매우 익숙한 식재료이자 항상 식탁에 오르는 것들이다.

'현미밥, 미역과 버섯이 들어간 된장국, 낫토, 토란 당근 조림, 시금치 통깨 무침, 전갱이 소금 구이' 같은 식단은 일반 가정에서도 그리 어렵지 않은 요리들이다.

이 중 콩류의 경우 나는 주로 낫토와 된장 등 발효 식품으로 섭취하는데, 사실 **콩에는 피트산이라고 하는 생물독이 들어 있다.**

이 피트산은 철이나 아연, 마그네슘, 칼슘과 같은 중요한 미네랄의 흡수를 방해하는데 **낫토나 된장이 되면 피트산이 소멸**한다.

콩이 발효할 때 발생한 유산균이 피트산을 먹기 때문인데 이 유산균은 콩의 당질까지도 먹이로 해서 분해하는 역할을 한다.

그러므로 콩류는 양질의 단백질과 식이섬유, 장내 세균의 활동을 활발하게 만들어주는 미생물(유산균이나 낫토균)이 살아 있고 콩의 독까지 제거된 '낫토' '된장' '간장'으로 많이 섭취할 것을 추천한다.

현미밥과 된장국으로
방사능 디톡스

아마 가장 대표적인 가정식이라면 누구나 '쌀밥에 된장국'을 꼽는 데 이견이 없을 것이다. 그러나 사실 이 식단이 생활에 완전히 뿌리를 내린 것은 최근 백 년 사이다. 원래는 보리밥과 잡곡밥을 주로 먹었고 오히려 흰쌀은 귀했으므로 많은 이의 생각처럼 쌀밥이 주식의 대표 격이 되는 것은 문제가 있다. 또 강조했듯 **밥은 흰쌀이 아니라 현미여야 한다**. 흰쌀은 정제되어 영양소가 완전히 떨어져 나가고 남은 찌꺼기이자 당질 덩어리이기 때문이다.

구체적으로 '소금을 섞은 현미밥과 진하고 짭짤한 된장국'이야말로 대표적인 일본식이자 건강식이라 할 수 있다. 또 이는 **방사능을 방어하는 가장 보편적인 식사**로 추천하고 있다.

이 식사 요법은 나가사키에 있는 우라카미다이이치병원(1960년 성

프란체스코병원으로 상호 변경)의 아키즈키 다쓰이치로秋月辰一郎 선생이 추천한 것으로, 그는 자신도 원폭에 피폭된 뒤 '식이요법'을 통해 건강을 유지하는 방법을 실천하고 또 널리 알려 유명해졌다.

아키즈키 박사의 말을 인용해보자.

"식염, 나트륨 이온은 조혈 세포에 활력을 주고 반대로 설탕은 조혈 세포에 독소다. 현미밥에 소금을 쳐 주먹밥을 만든다. 짭짤하고 진한 된장국을 매일 먹는다. 설탕은 절대 금지! 설탕은 혈액을 파괴한다!"

그는 의대 방사선 교실에서 조교로 일하던 경험과 오랫동안 실천한 현미 채식 등의 내용을 기초로 병원 스태프와 환자를 원폭증에서 회복시키는 식이요법으로 이끌었다.

체르노빌 원폭 사고 후 아키즈키 박사의 수기가 번역되어 된장이 유럽에 대량 수출된 일화도 있다. 아키즈키 박사가 실천한 식사법은 단순히 항방사성에 한정된 것이 아니라 몸을 건강하게 유지하기 위한 기본적인 식사법이라고 할 수 있다.

'현미밥, 소금, 된장국 정도라면 간단하게 할 수 있을 것 같아'라고 생각했다면 여기서 잠깐 짚고 넘어가야 할 것이 있다. 어떤 현미, 소금, 된장을 고르는가가 매우 중요하다.

현미는 재배 과정에서 방사능을 흡수해 축적하는 성질이 있으므로 **방사능 농도가 높은 지역에서 생산된 현미는 역으로 건강을 해칠 가**능성이 있다.

된장은 염분만이 아니라 발효 식품이라는 점에서도 의미가 있는

데 식품첨가물이 들어갔거나 '저염분'이라 쓰인 제품이라면 NG다. 이것을 먹는 것은 마치 '건강은 아무래도 상관없다'고 포기하는 것과 같다. **소금을 줄이는 대신 식품첨가물을 사용했기 때문이다.**

소금 선택도 대단히 중요하다. 시판하는 소금의 대부분은 화학적으로 정제된 '정제염'으로, 정제염의 거의 대부분이 '염화나트륨'으로 구성되어 천연 소금이 가지고 있는 다양한 가치가 남아 있지 않기 때문이다.

정제염은 인간에게 필수인 미네랄(칼륨, 칼슘, 마그네슘 등)을 거의 제거했다. 그 결과 체내 밸런스를 교란시킨다.

'고혈압 = 소금 과잉 섭취'로 많은 사람이 생각하는데 이는 잘못된 상식이다. 천연염이 아니라 **정제염을 섭취하기 때문에 혈압이 불안정한 것**이다.

본디 천연염은 인체에 필요한 미네랄을 다수 함유하고 있다. 동맥경화와 노화, 인지 장애를 방지하는 효과가 있으며 혈압을 조절하는 작용까지 있어 이른바 생체 항상성을 유지한다.

그 밖의 화학물질이나 방사성 물질 등을 해독시키는 효과가 있는 식품으로 구연산과 균, 미네랄이 풍부한 '우메보시(매실 절임)'와 '절임 채소'를 들 수 있다. 이 경우도 전통 제조 방식으로 자연 건조하고 천연염을 사용할 때만 의미가 있다.

인간의 혈액과 해수의 원소는 매우 유사해서 나트륨, 염소, 칼륨, 칼슘, 마그네슘 등 비율도 거의 비슷하다.

이로써 해수의 조성 성분이 남아 있는 소금을 섭취하는 것이 매우 중요하다는 사실을 이해했을 것이다.

　소금이라는 한자(塩)를 살펴보면 '사람이 먹어서 피가 되는 뿌리'를 의미한다. 좋은 소금은 좋은 피를 만든다. 꼭 기억해두자.

같은 당질이지만 '끈적한 당'은 추천!

지속적으로 당질의 위험성에 대해 강조했는데 생활 속에서 오히려 적극적으로 섭취하는 당이 있다면 깜짝 놀랄 것이다.

'무코다당류'라는 명칭이 익숙하지 않겠지만 이것은 여러 당이 결합된 것을 총칭한다. '무코'는 라틴어의 'Mucus = 점액'에서 유래하였는데 '끈적끈적, 미끈미끈'하다는 것을 표현한다.

끈적한 느낌의 식품이라면 낫토, 오크라, 마 등이 떠오를 터, 이것들이 무코다당류에 속한다.

그 밖에도 아귀나 미꾸라지, 뱀장어, 해삼, 자라 등 '미끌미끌한 종류의 생선', 가자미, 광어, 전복, 굴, 생선 눈 주위, 상어 지느러미, 제비집 등과 같은 '고급 어패류'가 있다.

이 무코다당류는 면역력 향상과 혈당치 조정, 신진대사 촉진뿐만 아니라 뼈 성장 촉진, 수분 매개를 통한 조직 영양 보급 강화 등의 효과가 있으며, **난치병 치료에도 도움이 된다고** 한다.

"당질이 몸에 나쁘다고 하더니 이것은 진짜 괜찮을까?" 하고 의심하는 분도 계실 듯하다. 그러나 당이 해가 되는 것은 설탕이나 백미처럼 정제된 직접당 형태로 흡수한 경우다.

다른 영양소와 함께 섭취함으로써 체내에서 분해되는 간접당은 먹는 양만 과하지 않다면 큰 문제가 없다.

무코다당류에 속하는 식품은 전통 식단에서 많이 볼 수 있으며 중국 요리나 서양 요리 등에서도 베리에이션이 풍부하다.

나의 경우 술집에 가면 낫토와 오크라, 참마, 달걀, 해산물 등을 모두 섞은 '폭탄 낫토'를 주문해 술안주로 즐겨 먹는다. 이것을 덮밥으로 만들어주면 아이들도 곧잘 먹는다.

외식은 '무엇을 먹는가'가 아니라 '무엇을 먹지 않는가'가 중요

농약이나 식품첨가물과 같은 사회독이 전혀 들어 있지 않은 완벽한 식사를 하루 세끼 꼬박 한다는 것은 대단히 어려운 일이나 식사 횟수를 줄인다면 현실성이 높아진다.

물론 당연히 업무상 만남이나 가족 모임으로 단란하게 외식하는 경우도 생긴다. 외식하는 식당이 엄선한 고급 식재료를 사용하는 곳만 있는 건 아니므로 어느 정도 감안할 필요가 있다.

게다가 때로는 영양가보다 동료나 가족과의 즐거운 식사 분위기가 더 심리적 영양이 될 수도 있다. 신경질적으로 완벽한 식사를 고집하지 않는 것이 오히려 질 높은 식사를 오래 유지할 수 있는 비결이 아닐지.

그런 까닭에 내가 외식할 때 주의하는 것은 '무엇을 먹을까'가 아니라 '무엇을 먹지 않을까'이다. 이것은 피하기만 하면 되는 문제이므로 그리 어렵지 않다.

외식할 때 절대 피해야 하는 것이 '설탕이 들어간 것' '단 디저트류' '유제품' '미국산 밀가루' '미국산 소고기' '브라질산 닭' '외국산 옥수수' '질 나쁜 기름' 등이다.

예를 들어 강연회나 친목회 등에서 체인점 술집에 함께 가야 하는 경우가 있다. 이때 나는 술안주로 인기인 '감자 튀김'이나 '어니언 링'과 같이 기름을 대량으로 사용한 메뉴나 고온에서 조리하는 것, 식재료에 불안감이 있는 것 등은 주문하지 않는다.

'생선회' '카르파초' '샐러드' '절임 채소' 등 날것이나 발효 식품 혹은 제철 음식을 즐긴다. 소금과 간장 등을 휴대한 경우엔 이것을 이용하기도 한다.

물론 나도 때로는 동료들과 아침까지 술을 마시기도 하고, 술자리 후 라멘을 입가심으로 맛있게 먹기도 한다.

중요한 것은 식품의 문제점을 알고 있으면서 해가 있는 음식을 선택하는가, 전혀 모르면서 해가 있는 식품을 선택하는가의 차이다.

해를 알고 있으면 라멘을 먹은 날은 당질 과다이므로 **다음 날 당질 함유량을 낮추거나 해독성을 고려한 식단을 짠다거나**, 아예 한 끼를 거르는 등 나름의 노력을 한다.

사회독이 있는 식품을 먹었다고 해서 곧바로 몸에 해가 나타나는 것은 아니다. 사회독은 조금씩 몸에 파고들어 건강하지 않은 체질로 만드는 것이 특징이다. 따라서 많은 사람이 그 문제를 깨닫지 못하고 방심하다 결국은 병에 걸리고 만다.

한 끼 식사에 문제가 있었다고 해서 죄책감을 가질 필요는 없다. 다음 장에서도 설명하겠지만 다행히 해독 효과가 뛰어난 식품도 있고, 무엇보다 사회독에서 완전히 격리되어 일상을 살아갈 수는 없다.

영양가가 높은 양질의 식사를 목표로 하는 것은 중요하지만 과하게 얽매이지 않는 것도 중요하다.

과유불급, 도가 지나친 건강 염려증은 오히려 건강을 해치기도 한다. 집착이 심하다는 것은 건강 이전에 삶의 방식이나 죽음에 대해 깊이 생각하지 않고 있기 때문이다. **건강은 어디까지나 목적이 아니라 수단**이다.

식사는 단지 음식물을 섭취하기 위한 행위가 아니라 함께 식사하는 상대와 시간, 공간, 공기까지 함께 내 몸에 가져오는 것이다. 먹을거리에 대한 염려는 7~8할 정도로 하는 것이 좋지 않을까.

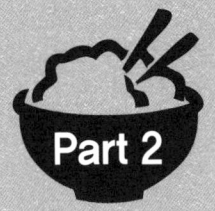

진짜 식재료 구별하는 법

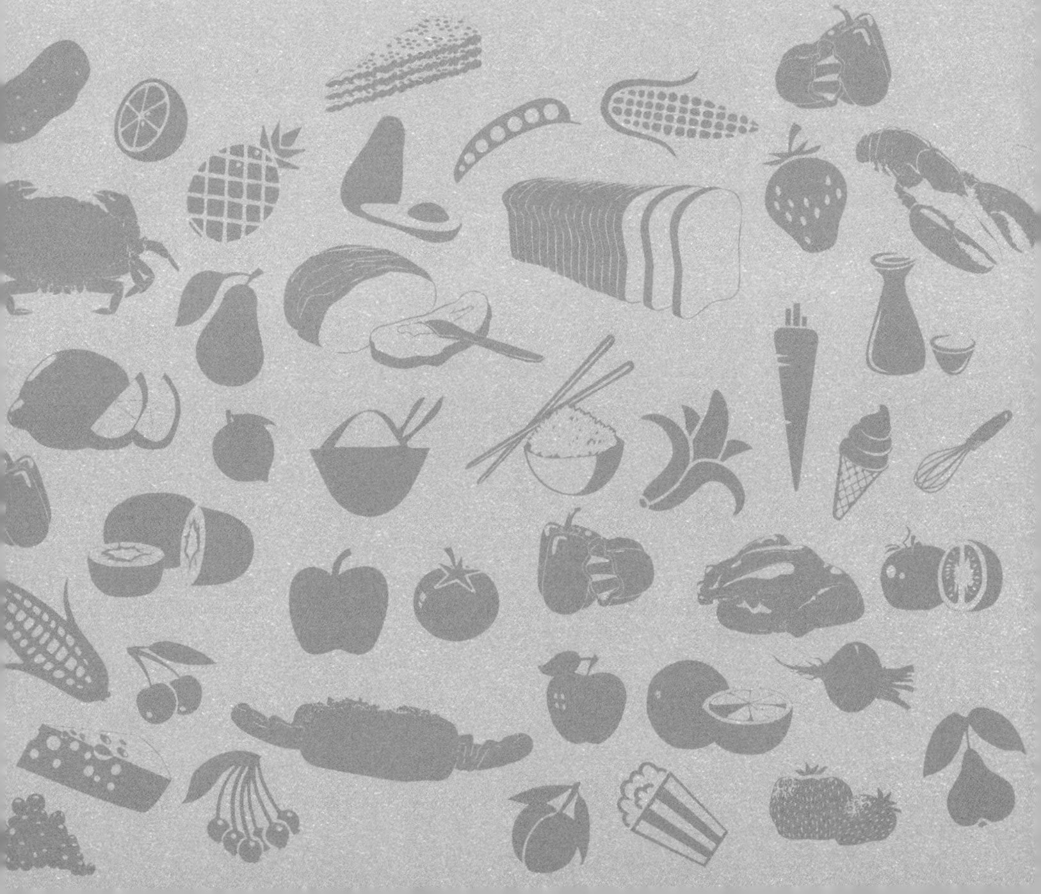

우선은
양념을 바꾸자

Part 1에서 언급한 사회독에 대해 강연과 같이 기회가 있을 때마다 언급하는데 질의응답 시간에 항상 나오는 질문이 "우선 어떤 식품부터 바꾸면 좋을까요?" 하는 것이다.

그러면 나는 언제나 '**양념**'이라고 대답한다. 양념은 요리할 때 가장 기본적으로 사용하는 것이고 그리 큰 비용을 들이지 않고 매일의 식생활에 큰 영향을 미치기 때문이다.

양념의 기본은 대략 간장, 된장, 소금, 미림, 식초, 맛술 정도인데 대량 생산으로 유통되는 대부분의 것이 가짜라 해도 좋을 것이다.

좋은 양념을 선택하는 기준은 '전통 그대로 제조한 제품'으로, 식품첨가물이 일절 들어가지 않은 것이 이상적이다.

한편 위에 선정한 기본양념 리스트를 보고 어쩌면 설탕이 빠졌다고 생각하는 분이 계실 수 있다. 조림 등에 맛을 내기 위해 설탕을 사용한다면 건강에 좋지 않은 습관이므로 지금 당장 바꾸길 바란다. 참고로 우리 집에는 아예 설탕이 없다.

다음에 소개하는 양념은 자연의 단맛이 있는 것들이다. 좋은 제품을 잘 고르면 **설탕 같은 각성제를 사용하지 않아도 충분히 맛있는 요리**를 만들 수 있다.

● **간장·된장**

간장이라면 자연 양조, 된장이라면 자연 발효 제품을 선택하자. 전통적인 제조법이라면 유전자 변환을 하지 않은 대두와 천연염을 사용해 1년 이상 천천히 발효시켜 만들었을 것이다. 어째서 1년 이상 발효시킨 것이 좋은가 하면 발효 과정에서 아미노산 등이 풍부해지기 때문이다.

'저염' 표시된 것은 NG다. 저염을 하면 부패의 우려가 있기 때문에 방부제를 첨가하고, 맛이 떨어지는 것을 커버하기 위해 pH조정제나 화학조미료, 향료나 착색제 등을 사용하기 때문이다.

염분이 고민된다면 사용량을 줄이는 것이 방법이다.

● **소금**

소금은 정제염이 아니라 **해수를 햇볕에 말린 제품**을 사용하자. 성분표에 '나트륨' '마그네슘' '칼륨' 등의 미네랄이 표기돼 있다면 해수 성분이 남아 있는 것이다.

본디 소금은 혈액 살균력을 기본으로, 혈액이나 혈관에 좋은 효과가 있다. 진짜 좋은 소금은 고혈압과 같은 질병을 유발하지 않는다. 섭취량을 줄일 것이 아니라 오히려 적극적으로 늘리는 것이 좋다.

● **미림**

이것도 전통 제조법에 따라 **좋은 찹쌀과 쌀누룩을 원료로 빚은 소주 등을 2년 이상 장기 숙성한 것**이 진짜다. 다만 단맛의 관점에서 보자면 좋은 미림이라도 너무 많이 사용하는 것은 좋지 않다.

슈퍼마켓 등에서 팔고 있는 일반적인 제품은 전후 개발된 2~3개월 속양법速釀法으로 양조 알코올과 물엿 등을 넣어 맛을 낸 것이다. 원래 미림은 '단맛 자양 음료' 등이라 불리며 과거엔 주세법에 의해 주점에서만 팔던 고급주다.

● **식초**

이것도 설탕과 산미료, 맛을 내는 조미료 등이 들어 있지 않고, 기본적으로 **성분 표시가 적은 제품**이 좋다. 양조 식초의 경우는 '쌀 식초'라면 쌀과 누룩으로만 되어 있고, '과일 식초'는 설탕이 첨가되지 않은 것을 고른다.

한편 우메보시(매실을 소금에 절인 후 햇볕에 말려 만든다-옮긴이) 제조 과정에서 생성되는 '매실 식초'에 함유된 '매실 식초 폴리페놀'은 건강 증진 성분으로 주목받는 폴리페놀 중에서도 인플루엔자 바이러스 증식을 억제하고 감염력을 약화시키는 효과가 있다고 알려져 있다. 무농약 매실과 천연염을 사용한 우메보시는 추운 계절에 적극적으로 섭취하도록 추천하는 식품 중 하나다.

● **맛술**

시중에 '요리술'이라고 판매하는 제품이 있는데, 요리에 사용하는 술이라고 해서 요리술이 좋다고는 할 수 없다. 요리술이라고 팔리는 것의 성분을 보면 대개 '포도당' '물엿' '산미료' 등 첨가물이 많이 들어 있다.

평소 요리에 사용하는 양념이므로 꼭 비싼 술일 필요는 없으나 **쌀과 쌀누룩으로만 만든 '순미곡주'**를 사용하도록 하자.

기본적으로 양념의 대부분이 원재료와 성분 표시가 짧을수록 첨가물에 따른 위험이 낮아진다. 전통 제조법으로 만든 것은 성분 표시가 '쌀' '대두' '소금' 등 대단히 간단하고 아이들도 알 수 있는 내용이다.

'아미노산 등'과 같이 어른이 읽어도 정체불명의 표시가 있는 것은 피하는 것이 현명하다.

싼 기름은
절대 피하라

양념과 더불어 반드시 꼼꼼히 따져봐야 할 것이 기름이다.

유지는 물과 더불어 인간이 살아가는 데 필수적인 요소로 콜레스테롤, 중성지방, 호르몬 등은 유지와 긴밀한 관계가 있다. 나아가 피하지방과 내장 지방뿐만 아니라 신경세포와 신경조직, 세포막에 이르기까지 유지가 기본 구성 요소다. 그런 만큼 기름 선택은 매우 중요하다.

기본적으로 양념과 마찬가지 기준이다. 전통 제조 방식으로 불필요한 조작이 없이 오로지 압착만으로 짜낸 기름을 선택해야 한다.

대량 생산한 싼 기름은 대개 화학물질을 이용해 부자연스럽게 추출한 기름이라 보아도 무방하다. 그로 인해 발생하는 것이 '**트랜스지방산**'이다.

트랜스지방산은 지금 전 세계적으로 대단히 위험시하는 지방산으로 당뇨병, 고혈압, 콜레스테롤 질환, 심장·혈관 질환, 암, 류머티즘성 관절염, 칸디다증, 알레르기, 울증, 만성피로 등 현대인을 괴롭히는 온갖 질병에 관여한다.

뉴욕 시는 사용을 완전히 금지할 정도이나 일본에서 이 위험성을 인식하고 있는 사람은 그리 많지 않은 듯하다.

트랜스지방산은 불포화지방을 가열한 뒤 수분을 증발시켜 지방을 응고시킨 것이다. 이런 지방산은 인공 물질로 자연에는 존재하지 않는다. 그런데 이 같은 가공을 하는 이유는 장기 보관에 용이하기 때문이다.

이 **트랜스지방산의 대표 격이 '마가린'과 '쇼트닝'**이다. 이것들은 플라스틱과 거의 유사한 구조를 하고 있으며 개미조차 접근하지 않는 무시무시한 식품이다. 자연의 산물이 아닌 트랜스지방산은 체내에서 영양소로 효율적으로 이용되지 않고 단순히 찌꺼기로 쌓인다.

그럼에도 불구하고 식품업계에서는 보존성이 높은 기름으로 매우 즐겨 사용하며 과자나 빵 등에 주로 들어간다.

물론 기름의 패키지나 성분 표시 등에는 '트랜스지방산'이라 쓰여있지 않다. 일본에서는 표시 의무가 없다.

그렇다면 어떻게 트랜스지방산인지 구별할 수 있을까. 기본은 역시 라벨이다. **'수소화 식물성 오일'**이나 **'식물성 유지'**라는 내용이 있다면 트랜스지방산이므로 잘 기억해두자.

한편 식물유의 경우 역시 조리에 빼놓을 수 없는 재료이나 제조법이나 원재료가 공개되는 일이 극히 드물다.

가장 리스크가 높은 기름은 일반적인 '**샐러드 오일**'로, 원재료는 콩기름이나 카놀라유, 면실유, 옥수수유, 참기름, 올리브 오일 등 식용 기름을 혼합해서 만드는데 그 혼합율 등은 기업 비밀로 감추고 있다.

그뿐만 아니라 노멀 헥산이라는 극약으로 추출해 가열하는데 이 제조 방식에 큰 문제가 있다. 우선 노멀 헥산이 유해 물질인 데다 제조할 때 원료의 포화지방산 분자구조가 변화해 트랜스지방산이 된다. 여기에 산화방지제 등 다양한 첨가물을 더하는 것이 일반적인데 첨가물 중에는 서구에서 발암 물질로 사용을 금한 것도 있다.

근본적 문제로는 원재료에 유전자 조작 작물을 사용하는 경우가 대부분이다.

우리 집에서는 유전자 조작이 없는 재료를 사용해, 탈취와 탈색은 물론 산화방지제와 보존제를 일절 사용하지 않고 오로지 압착법으로 짜낸 기름만 구입한다. 요사이 인터넷 판매가 활성화되어 이런 식재료를 구입하기가 한층 쉬워졌다.

샐러드 오일 외에도 서구 일부 지역에서 사용을 금지했건만 일본에서 버젓이 유통되는 것 중에 마요네즈와 드레싱, 아이스크림 등에 널리 이용되는 '**야자유(팜유)**'가 있다. 이 야자유는 냄새가 강하고 맛이 없기 때문에 원산지에서도 거의 식용으로는 사용하지 않는다.

그런데 일본에서는 이 야자유를 식용으로 하기 위해 탈색(활성백토), 탈취(유산), 조미(인산, 구연산, 피트산), 산 제거(황산, 염산, 옥살산, 가성소다), 기름 추출을 위한 노멀 헥산(기름 추출 용제) 등 다량의 화학약품을 사용한다.

이렇게 많은 화학약품을 사용하면 원래 야자유가 함유한 항산화 물질이 사라져 쉽게 산화되는 기름이 되기 때문에 이를 방지하기 위해 다시 BHA(부틸 하이드록시아니솔)나 BHT(부틸 하이드록시톨루엔) 등 산화방지제(발암 물질로 분류되어 세포 화학 반응을 거치지 않고 직접 DNA와 반응하는 물질)를 첨가하여 상품화한다.

이들 황산, 염산, 옥산살, 가성소다 등 식품첨가물은 '가공 조제'로 분류되어 '트랜스지방산'과 마찬가지로 표시 의무가 없으므로 일본에서는 무방비 상태이다.

기름은 제조법이 명확한 것이나 유전자 조작이 없다는 표기가 분명한 것만 고르도록 하자. 마요네즈나 드레싱 등은 손수 만들어 먹거나 원재료를 깐깐하게 선별한 제품을 구입한다.

코코넛 오일은
성호르몬을 교란시킨다

요사이 코코넛 오일이 크게 붐을 일으키고 있다. 이렇게까지 유행하기 전 나 역시 책에 소개하는 등 한때 장려한 일도 있었다.

코코넛 오일은 불포화지방산이 많지 않아 다른 기름처럼 열 손상으로 인해 트랜스지방산이 생성되지 않는 장점이 있기 때문이다.

그러나 연예인이 소개하는 등 너무나 선전이 과해지면서 뭔가 이상한 느낌이 들어 조사해보니 불포화지방산을 다량 함유하여 열변성이 되지 않는 점은 있으나 한편으로 여러 문제점이 있다는 사실을 알게 되었다.

원래 코코넛 오일은 독특한 맛으로 인해 동양의 식문화와는 어울리기 힘들고 미용과 다이어트 등의 효과도 사실 신빙성이 낮다. 여기에 더해 **성호르몬의 작용을 저해하는 것이** 큰 문제다.

코코넛 오일은 다이옥신과 비슷한 환경호르몬의 작용을 하며 야자유와 같이 성호르몬 대사를 저해하는 유해 인자를 함유하고 있다.

성호르몬은 DNA의 유전정보에까지 영향을 미치는 중요한 호르몬이므로 이것이 정상적으로 작용하지 못하면 불임이나 정자 감소, 성동일성 장애와 같은 상황을 유발할 수 있다.

동물실험을 통해 동맥혈전증의 증가, 지방간 발병 등의 데이터가 나오고 있으며 동양의학의 관점에서 본다면 코코넛은 남쪽 나라에서 채취한 것이므로 몸을 차갑게 만드는 특징이 있다.

건강에 좋다고 주목을 받으며 널리 선전된 뒤에 그 문제점이 조금씩 밝혀지는 이 같은 흐름은 '팜유'가 한때 폭발적 인기를 끈 경우와 매우 유사하다.

요사이 피부염에 좋다고 하는 보고부터 모발 생성 효과와 탈모 예방, 다이어트, 뇌 활성화, 치매 개선과 예방, 종국에는 암 치료에 도움이 된다는 설까지 떠돌고 있으나 세상에 그렇게 간단하게 만병통치 효과를 보이는 식품은 없다.

대부분의 올리브 오일은 모조품

보통 '저온 압착 엑스트라 버진 올리브 오일'이라 표시되어 있으면 최고급 오일이라 생각하지만 이는 위험한 발상이다.

그럼 이탈리아산이라면 안심? 그것도 아니다.

이와 관련해 시민 저널리스트 폴 파사Paul Fassa 씨가 흥미로운 고발을 했다. 과거 20년간 올리브 오일 업계에서 몇 건의 사기 사건이 일어났으며 '엑스트라 버진 올리브 오일'이라 표시한 거의 대부분은 사실 그렇지 않다는 사실을 고발한 것이다.

실제로 많은 올리브 오일에는 식품첨가물이 혼합되어 있고 그에 의해 올리브 오일이 지닌 건강 증진 효과는 크게 줄어들 뿐만 아니라 심지어 수소 첨가 가공한 오일의 독성이 문제가 되고 있다.

슈퍼마켓이나 대형 할인 마트 등에서 '엑스트라 버진'이나 '버진'

이라 표시되어 커다란 플라스틱병에 팔리는 올리브 오일을 본 적이 있을 것이다. 또 구입한 사람도 있을 것이다.

과연 이 올리브 오일이 진짜 엑스트라 버진일까?

순수 고급 올리브 오일의 경우 올리브씨를 상처 내지 않고 잎과 가지가 섞이지 않도록 기계가 아니라 손으로 수확한다.

수확하면 바로 저온으로 압착해 기름을 추출한다. 여기에는 열을 가하거나 어떠한 화학약품도 가미하지 않는다. 원심분리기를 사용하는 방법도 있으나 대부분의 수용성 항산화 폴리페놀이 원심분리기의 물에 씻겨 내려가기 때문에 유서 깊은 장인은 전통적인 돌 압착기로 추출한다.

이렇게 짜낸 오일은 유색 병이나 스테인리스스틸 캔에 보관한다. 플라스틱 용기에서는 오일이 화학물질을 흡착하기 때문이다. 실제로 일본에서도 **매우 질이 좋은 올리브 오일은 유색 유리병에 보존할 것**이다.

"역사가 깊고 규모가 작은 제조업자들은 여과되지 않은 오일을 파는 경우가 많다. 여과되지 않았기 때문에 침전물이 있거나 탁하게 보이기도 한다. 또 유기농으로 재배한 올리브를 사용한다. 이런 올리브 오일은 가격도 매우 비싸다." (폴 파사)

이렇게까지 심혈을 기울인 올리브 오일이 과연 얼마만큼 시장에 나올까. 올리브 오일에 '엑스트라 버진'이라는 표기만 붙어 있으면 무조건 몸에 좋다고 생각하면 큰 잘못이다.

올리브 오일을 과신하다가 저질 모조품에 속아 뒷날 병원에 돈을 쓰기보다 다소 가격은 비싸지만 병에 들어 있는 진짜 '엑스트라 버진 올리브 오일'을 소량씩 사용하는 것이 건강에 훨씬 좋을 것이다. 결과적으로는 이것이 돈을 절약하는 일이기도 하다.

밥은 현미
'사사니시키' 품종을 권장

백미는 당질 덩어리이며 영양소가 매우 부족하다. 당이 급격히 몸에 흡수되면 좋지 않기 때문에 밥은 현미를 건강식으로 권장하고 있다.

종종 '현미는 건강에 좋은가, 나쁜가' 하는 논쟁이 벌어지는 것을 목격하는데 이는 의미가 없다. 현미의 비판에 대해서는 몇 가지 주장이 있으나 흔히 대두되는 것이 '피트산'과 '농약·방사능' 문제이다.

우선 피트산에 대해 살펴보자. 현미의 배아와 표피는 피트산이라고 하는 물질을 함유하고 있다. 이것이 금속이온과 결합하는 '킬레이트 작용'에 의해 체내 미네랄과 결합해 배설된다는 설이 있다. 즉 현미를 먹으면 미네랄 부족이 되는 것이다.

그러나 이 '피트산에 의한 미네랄 결핍설'은 아주 오래된 내용이고, 또 사실 현미가 함유한 것은 피트산이 아니라 피트산에 금속이온이 결합한 '피틴'의 형태라는 것이 밝혀졌다.

'피틴'은 이미 복수의 미네랄과 결합하기 때문에 체내 미네랄과 결합하지 않고 **체내 미네랄을 배출하지도 않는다**. 또 피틴은 항암, 심장·혈관 질환 예방 등의 효과가 있다는 사실도 알려졌다.

또 한 가지는 '농약·방사능'에 관한 논쟁이다. 옛날엔 농약 문제가 없었으나 오늘날은 벼에 농약을 뿌리는 것이 일반화되었다. 현미는 정미하지 않으므로 방사능 역시 문제가 될 수 있다.

그러나 다른 한편으로 현미는 방사능 방어에 도움을 주는 데다 된장이나 깨소금 등과 상승효과를 일으킨다.

따라서 가급적 쌀의 산지와 재배 방식을 꼼꼼히 따져서 **선택하는 것이 중요**하다.

구입하는 현미는 자연농으로 재배하는 '사사니시키'라는 품종을 추천한다. 참고로 우리 집에서는 사사니시키보다 더 오래된 종의 쌀을 먹고 있다.

사사니시키는 과거 고시히카리와 더불어 쌀의 양대 산맥이라 불리던 품종으로, 고시히카리에 비해 찰기가 적고 식감이 깔끔해 특히 초밥에 최적의 쌀로 알려지며 초밥집에서 매우 즐겨 사용했다. 그런데 1990년대 냉해로 큰 피해를 입으면서 재배량이 대폭 줄었다.

사사니시키 품종 쌀에는 녹말질 '아밀로스' 함유량이 고시히카리에 비해 높다. 쌀에 아밀로스가 많으면 많을수록 당도가 낮아지므로 아밀로스를 줄이기 위해 **고시히카리 계통의 상당수는 '저아밀로스 쌀'을 목표로 인위적으로 유전자 조작** 등을 통해 품종을 개량하고 있다.

그렇기 때문에 자연농으로 쌀을 재배하는 농가 중엔 사사니시키를 고집하는 곳이 많다.

다행히도 화학비료와 농약뿐만 아니라 유기비료도 사용하지 않고 풀과 곤충을 적대시하지 않는 자연농법으로 쌀을 재배하는 농가가 조금씩이나마 증가하고 있다. 이렇게 뜻있는 농가의 쌀을 많은 분이 애용하길 바란다.

채소는 '자연농'
'재래종'이 포인트

좋은 채소·과일을 지칭하는 키워드는 우선 '자연농'이다. 달리 말해 무비료·무농약 채소. 농약도 제초제도 일절 사용하지 않고 벌레와 각종 잡초가 공생하는 환경에서 키우는 농법이다.

본디 농약이나 제초제는 농가의 생산성이나 이익 추구만이 아니라, 벌레 먹지 않은 예쁘고 가지런한 모양의 상품을 원하는 소비자의 잘못된 기호로 인해 널리 퍼지게 되었다. 그러나 자연의 섭리에 순응하는 농법을 실천하는 사람이 늘면 향후 자연농 농가도 증가할 터, 모쪼록 많은 분의 인식이 전환되길 바란다.

한편 일견 안전성이 보장된 듯한 '유기농법'이라는 것도 화학비료가 아니라 유기비료를 사용하거나 31종의 농약에 대해서는 사용을 일부 인정받고 있으므로 엄밀히 말해 무농약이라 말하기 어려운 경우도 있다.

유기비료를 살펴보면 가장 널리 사용하는 것이 '동물성 비료'인데 이는 소나 닭과 같은 동물의 분뇨 등을 원료로 한다. 이 중에서 **소의 분뇨가 가장 대표적인데 문제는 소가 기본적으로 안전하게 사육되는가** 하는 점이다.

상당수의 소 사육 농가가 수입 농약에 오염된 유전자 조작 옥수수 등 농후 비료를 중심으로 소를 기르며, 비육 단계에서 항생물질이나 호르몬제 등을 투약하는 경우도 아주 많다.

이렇게 키운 소의 분뇨를 비료로 사용하는 것이 과연 안전할까?

'저농약'을 내세우는 곳도 있는데 **저농약 작물이 역으로 위험성이 높을 수** 있다.

저농약 농작물이라 하면 해당 지역에서 행하는 관행재배에 비해 절감 대상 농약의 사용 횟수가 50% 이하, 화학비료 질소 성분의 양이 50% 이하로 재배하는 작물이라는 규정이 있으나 지역에 따라 일정하지 않다.

농작물을 수확하기까지 농약 살포 횟수가 적더라도 수확 직전에 사용한다면 잔류 농도가 결코 낮지 않으며, 사용 횟수가 적어도 고농도 농약을 사용한다면 되레 농도가 높아진다.

그러므로 일견 건강한 이미지로 포장한 말에 현혹되지 않는 눈을 키우는 것이 중요하다.

영양가 없는 채소의 원인 'F1종'

채소의 종류는 '**재래종**'을 권한다. 재래종이란 간단히 말하면 예로부터 그 땅에 이어 내려온 품종을 말한다. 오랜 세월에 걸쳐 땅의 풍토와 기후에 적응해 뿌리를 내린 것이므로 비료나 농약에 의존하지 않고 재배할 수 있는 것이 특징이다. 씨를 채취해 매년 지속적으로 재생산할 수 있다.

그런데 오늘날 통상적으로 슈퍼마켓이나 채소 가게에 자리를 차지하는 **채소의 대부분은 'F1종'**이다.

F1이란 정식으로는 'First Final Generation(최초이자 최후의 세대)'이다. 이름대로 인위적으로 만든 1대 단종의 잡종이다. 멀리 떨어진 다른 계통의 채소를 교배시킨 최초의 1대째 종으로 잡종강세라는 작용에 힘입어 생육이 빠르고 수확량이 많으며, 규격이 고르고 병충해

에도 강한, 말하자면 대량 생산, 대량 소비에 적합한 종이 된다.

효율성이 높고 대량 생산이 가능한 F1종은 시장경제로 말하자면 여러모로 편리하다 할 수 있으나 이 F1종이 인간이 의도한 성질을 유지하는 것은 1대뿐이다. 애초부터 2대까지 이어지는 것을 상정하지 않았다.

그뿐만 아니라 근래 주류 방식은 '웅성 붙임'이라고 해서 미트콘드리아 유전자 이상으로 화분을 만들지 않는 돌연변이 품종의 씨로 다른 품종을 교배시킨다. 이 식물은 말하자면 '불임 식물'인 셈이다.

채소와 과일 등의 영양가가 점점 낮아진다는 사실은 앞에서도 이미 언급한 바 있는데, 그 요인의 하나가 이 F1종에 있다. **영양가는 거의 찌꺼기에 가깝고 거기에 염색체 이상의 채소가 활개를 치고 시중에 유통된다.**

오늘날은 전 세계가 인간의 이기심으로 종을 잇지 못하고 자손을 남기지 못하는 채소를 먹고 있다. 이로 인해 진짜 채소 종이 끊길 가능성도 있어 인류 역사상 더할 나위 없이 부자연스러운 일이 자연계에서 벌어지고 있다. F1종밖에 남지 않게 된 뒤엔 되돌릴 방법이 없다.

작물의 위험한 상황을 타개하기 위해서는 F1종이 주류가 되는 현상을 널리 알려야 한다. 그리고 자연농과 재래종 채소와 과일을 자연식품 상점이나 인터넷 판매 등을 통해 생산자에게 직접 구입하는 것이 무엇보다 중요하다.

이런 채소를 판매하는 소규모 상점은 대량으로 매입하는 대형 마트와 달리 거래처 농원 등과 긴밀한 관계를 맺고 있다. 상점 점원은 사용하는 비료나 토양, 농부의 철학 등에 관해서도 잘 파악하고 있으므로 그로부터 지식을 얻는 것도 좋고, 역으로 실제로 맛을 본 감상 등을 피드백 하는 등 커뮤니케이션을 넓혀나가는 것도 의미 있다.

농원에서 직접 구입하는 경우도 마찬가지다. 소비자와 생산자가 직거래하는 과정에서 가깝게 전달하는 소비자의 의견은 생산자에게도 활력을 불어넣을 것이다.

적어도 이렇게 자연농과 먹을거리를 근본으로 다시 되돌리려 애쓰는 사람들을 응원하는 것은 점차 위협받는 식탁의 미래를 바꾸는 매우 의미 있는 활동이 될 것이다.

외국산 과일은 농약 범벅

여성이나 아이들은 슈퍼마켓에 널찍이 자리를 차지하고 있는 알록달록한 감귤류 등의 과일을 특히 좋아한다. 그런데 수확 후 농약을 살포한 포스트하베스트post-harvest **외국산 과일에는 주의가 필요하다.**

대표적인 포스트하베스트 리스트로는 곰팡이 방지제 '오르토페닐페놀(OPP)', 살균제 및 곰팡이 방지제 '티아벤다졸(TBZ)', 함질소계 살균제 '이마잘릴', 비침투 이행성 살균제 '플루디옥소닐'이다.

이들 중에는 식품에 사용이 금지된 것도 다수이며 대부분 발암성이 매우 높은 위험한 약물이다.

국내에선 수확 직후 농약 살포를 금지하고 있으며 OPP와 TBZ가 검출된 수입 과일에 대해서도 단속을 통해 처분해왔다. 그러나 위장 표시가 여전히 단절되지 않고 있으며, 설상가상으로 **허가하지 않으면**

수출하지 않겠다는 미국 측 압력까지 받고 있다.

따라서 일본은 법률로 금지하고 있음에도 불구하고 포스트하베스트 과일을 '식품첨가물'로 허가함으로써 과육까지 완전히 농약이 침투한 미국산 레몬과 오렌지를 수입하고 있다.

포스트하베스트 4종을 사용한 식품을 판매할 때는 가격표나 품명 푯말 등에 반드시 명기하도록 하고 있다. 그러나 **주스 등의 가공품이나 음식점 등에서 사용하는 경우 표시 의무가 없다.**

보통 엄마들은 과즙 100% 주스라면 아이에게 줘도 괜찮다고 생각한다. 그러나 어림없는 착각이다.

포스트하베스트 사용 대상은 레몬, 오렌지 등의 감귤류, 바나나, 살구, 앵두, 키위, 석류, 자두, 서양배, 천도복숭아, 비파, 복숭아, 사과 등 종류도 다양하다.

건강을 생각한다면 모양과 빛깔이 그럴듯한 농약 범벅의 외국산 과일이 아니라 모양이 일그러지거나 벌레가 먹어도 무농약, 무비료를 고집해 키워낸 농산물을 선택하는 것이 가장 현명한 해결책이다.

'병든 고기'가 유통되고 있다

　채소는 '농약' '화학비료'와 같이 위험성이 높은 키워드를 파악하기 쉬우므로 신중하게 구입하는 소비자가 늘고 있다. 그러나 고기에 대해서는 이를 전혀 인식하지 못하는 이가 많다.

　육식의 경우 소, 돼지, 닭과 같은 생물을 식용으로 하는 것을 문제시하는 것이 아니다. 고기 섭취로 인해 건강에 문제가 생긴다면 아마도 인류는 대대로 큰 질병을 겪었을 것이다. **동물성 식품의 경우 문제는 사육 방식**이다.

　소는 한번 삼킨 음식물을 다시 게워 되새김질하는 반추동물이며 본래 목초 등을 주로 뜯어 먹는 초식동물이다. 돼지와 닭은 잡식성으로 동물성과 식물성을 모두 먹는다.

　그런데 축사에서 사용하는 사료의 대부분이 곡물이다. 그것도 곡물 사료의 대부분이 유전자 조작된 미국산 사료용 옥수수와 밀 등이다.

사육하는 방식을 보면 '과밀 사육'이라고 해서 경제 효율을 높이기 위해 몹시 과밀한 상태에서 축산 동물을 비육하는 곳이 상당수이다.

과밀 사육된 축산 동물이 극도의 스트레스와 운동 부족으로 질병에 쉽게 노출되는 것은 누구나 상식적으로 짐작할 수 있을 것이다. 공간이 좁으니 순식간에 질병이 전염된다. 그래서 감염을 예측해 **사료에 항생물질을 섞거나 투약해 질병을 예방하기도 한다.**

엎친 데 덮친 격으로 스트레스를 받은 동물이 서로 물어뜯기 때문에 통상적으로 돼지는 이빨과 꼬리뼈를 잘라내며 닭은 부리 끝을 자른다.

소는 등급에 따라 거래되는 금액의 차이가 매우 크기 때문에 일본 소고기 생산자들은 비싸게 팔리는 A5등급을 목표로 일부러 비타민 A가 결핍된 사료를 공급함으로써 의도적으로 지방의 양을 늘린 고기를 만들어낸다.

A5등급을 목표로 비육된 소는 출산 시 비타민 부족으로 눈이 보이지 않거나 보행이 자유롭지 않은 병든 경우가 많다. 하지만 시장에서 등급을 매길 때는 이미 식육 처리된 상태이다.

머리나 내장을 발라낸 지육 상태에서 지방과 광택을 보고 등급을 판단하므로 소가 병에 걸렸는지 여부는 일절 상관없다. 이런 상태를 모르고 오로지 지방의 유무에만 흥분하는 사람이나 등급만 따지는 사람은 병든 소를 비싼 돈을 지불하고 좋아라 먹는 셈이다.

안타깝지만 이처럼 사람들이 브랜드와 등급에만 관심을 가지는 현재의 풍토가 지속되면 생산 농가의 무리한 비육은 근절되지 않고 계속될 것이다.

미국산 소는
동물의 시체를 먹고 자란다

그럼에도 미국의 축산 현장에 비하면 일본은 얼마간 나은 편이라 할 수 있다.

미국 축산의 가장 큰 위험은 '육골분'일 것이다. 육골분이란 동물의 시체를 간 사료다.

일명 '렌더링 플랜트rendering plant'라고 해서 병사한 소, 돼지 등의 가축, 죽은 개, 서커스장에서 죽은 코끼리, 스컹크, 쥐, 뱀 등 다양한 동물의 시체를 옮겨와 처리한 뒤 육골분으로 탈바꿈시킨다.

이것이 소를 비롯해 돼지, 닭 등의 축산 사료와 애완동물 사료의 증량제로 이용된다. 즉 서로 먹고 먹히는 것이다.

미국 농가에서는 이것을 '농축 단백질'이라 부르는 듯하며, 미국 전역에서 사육되는 9천만 마리의 소 중 약 75%가 렌더링 처리된 동물의 시체를 먹고 있다.

BSE(소해면상뇌증)는 '변형 프라이온'이라 불리는 감염성 있는 단백질이 원인인데 바로 이 육골분이 주범으로 지적되고 있다.

무서운 것은 이것만이 아니다. **호르몬제로 인한 잔류 에스트로겐 농도가 와규**(일본 소-옮긴이)**에 비해 140~600배나 높으며 미국산 소고기는 발암성이 5배나 더 있다는 보고**까지 나오고 있다.

이렇게 사육된 위험한 미국산 소고기가 값싸게 수입되어 체인점이나 슈퍼마켓 등에 나돌고 있다.

소고기를 사지 않았다고 해서 방심할 수 없다. 대부분이라 해도 과언이 아닐 정도로 라멘 가게에서 만든 국물이나 인스턴트 라멘, 냉동식품 등 갖가지 인스턴트식품에는 '소고기 엑기스' '돼지고기 엑기스' '닭고기 엑기스'라는 표시가 있으며 육골분의 자취가 매우 또렷하다.

그 밖에도 미국 축산업계의 경악할 만한 내용이 남아 있으나 우선은 이 정도에서 정리하자.

'브라질산 닭'은
현지인도 외면한다

또 하나 주의해야 할 것이 파격가로 판매되는 닭고기를 비롯한 브라질산 축산물이다. 지구 반대편에서 운송비를 써가며 들여왔음에도 불구하고 슈퍼마켓에서 지나치게 싼값에 판매되는 것이 이상하지 않았는가.

사실 브라질산 고기는 **다량의 항생제와 성장호르몬제를 투여해** 대량 생산·조기 출하를 실현한 상품이다. '독이 든 고기'를 먹는다는 말을 들을 정도인 미국에서조차 브라질산 닭고기를 2000년 초 수입 금지하였다. 그로 인해 브라질이 눈을 돌린 곳이 바로 이곳이다.

당시 일본의 많은 패밀리 레스토랑의 메뉴에 '브라질산 돼지고기 사용' '브라질산 닭고기 사용' 등의 표시가 적잖이 붙어 있었다.

이를 보고 '오호, 브라질산이네! 일부러 저 먼 지구 반대편에서 가

져왔다니 꽤 맛있겠군!' 하고 기꺼워하며 호기심이 발동한 사람도 있을 것이다.

그러나 사실은 지구 반대편에서 들여오는 운송비를 고려하더라도 헐값이고, 현지인들조차 절대 먹지 않는다고 할 정도로 독이 들어간 고기였다.

현재도 일부 메뉴에서 종종 찾아볼 수 있다. 그런데 외식 레스토랑 이상으로 브라질산 고기가 널리 사용되는 곳이 **산지 표시 의무가 없는 햄버거, 소시지, 햄, 고기경단, 고기만두, 컵라면 국물과 재료, 레토르트식품과 같은 가공식품**이다. 그렇지 않아도 육가공 식품은 식품첨가물을 대량 사용하는데 여기에 위험한 고기까지 섞고 있다.

이렇게 해서 일본에는 브라질 사람도 절대 먹지 않는 브라질산 고기가 넘쳐난다.

이후부터는 최소한 슈퍼마켓에서 식재료를 사거나 외식을 할 때 저가의 미국산 소고기와 브라질산 닭고기, 비싼 가격을 매긴 높은 등급의 소고기는 피하도록 하자. 이것만으로도 몸에 미치는 영향이 꽤 달라진다.

고기를 고를 때는
'혈통보다 환경'

자, 그러면 고기를 선택할 때는 어떻게 해야 할까? 등급일까? 역시 브랜드일까? 물론 양쪽 다 'No'이다! 보통 고기의 등급으로 대표되는 '브랜드육 = 안전하고 맛있는 고기'라고 착각하는 이가 많은데 고기 선택은 최고급 브랜드육과 같은 등급이나 이름난 상표가 아니라 '사육 방식'을 따져서 구입해야 한다.

광활한 자연에서 유유히 방목되고, 자연에서 자란 목초와 유전자 조작이 아닌 자가 배합 사료 등을 먹고 자란 고기가 바로 우리가 먹어야 할 식품이다. 이런 사육 방식을 고집하면 굳이 항생물질이나 호르몬제를 투여할 필요가 없으며, 생산자는 투약하지 않는다는 자부심이 강하다.

아직 수가 많지는 않으나 그럼에도 엄선한 사료를 먹이고 방목하며 어렵게 소와 돼지를 키우는 축산업자가 있다. 오스트레일리아 소고기와 뉴질랜드 소고기 중에는 너른 초지에서 '목초 먹여 키운 소고기grass fed beef'가 꽤 있다.

물론 방사능의 영향을 생각해서 후쿠시마, 도호쿠, 도치기, 이바라키, 지바 등 동북 지방에서 사육한 것은 피해야 하며 충분히 방사능 측정을 거친 것이 최상이다.

달걀도 마찬가지. 개방 사육이나 자연 양계 등 자연에 가까운 형태로 푸른 풀을 주로 먹고 자란 달걀의 노른자는 선명한 레몬옐로이다. 물론 포장지에 유전자 조작 작물을 먹이지 않았다는 내용이 쓰였는지 확인한다.

그 밖에 개인적으로 내가 추천하는 것이 **새끼 양고기와 말고기**다. 이것들은 비교적 호르몬제나 약 등을 사용하기 어려운 요소가 있으며 고단백에 영양이 풍부하다.

인터넷에서 안전한 고기를 찾을 때는 '자유 사육' '자연 사료' '방목우(돈)' '목초 사육' 등의 키워드를 통하면 쉽다.

물론 가장 중요한 것은 우리에게 목숨을 내준 생물에 감사하며 먹는 것, 그리고 음식을 결코 헛되이 폐기하지 않는 것이다. 또 우리 역시 죽으면 자연으로 돌아간다는 순응의 자세다.

생선은 '자연산 · 작은 것 · 싼 것'을

동일본 대지진 후로 특히 생선은 산지 선택이 매우 중요해졌다. 대지진이 일어난 후 생선을 먹지 않게 되었다는 사람도 간혹 보지만 방사능이 두려워 전혀 입에 대지 않는 것은 생선의 훌륭한 단백질과 지방, 미네랄을 섭취하지 못하는 의미이기도 하므로 과도하게 피하는 것도 좋지는 않다.

나의 경우는 **동해(일본해)** 쪽에서 잡힌 것이나 **규슈**, 홋카이도 위쪽에서 잡힌 자연산 생선을 선별해 먹고 있다.

방사능 못지않게 주의해서 피해야 하는 것이 '**양식어**'이다. 이것은 고기에서 설명한 것과 문제점이 동일하다.

예를 들어 새끼 방어 양식은 악명이 매우 높은데 기본적으로 지나치게 과밀하다. 당연히 질병에 걸리기 쉬우므로 이를 막기 위해 합성 사료와 항생물질, 호르몬제를 비롯한 각종 약제를 대량으로 활어조에 투여한다. 이것이 새끼 방어, 잿방어 양식의 기본이다.

많은 분이 알고 있듯 새끼 방어는 기름이 많은데 약품이나 사료, 그 밖의 독성 물질은 대개 지용성 생물농축이 높다. 따라서 지방 속에는 대단히 많은 독이 남아 있을 수 있다. 게다가 그 독은 체내에 반영구적으로 잔류한다.

심지어 **그동안 양식어 사료로 금지되었던 '육골분'에 대한 규제가 최근 풀렸다.** 육골분은 BSE의 요인으로 고기의 선택법에서도 소개한 바 있다. 일본에서는 소를 원료로 한 육골분을 사료로 금지했으나 법 개정으로 2015년 4월부터 양식어 사료로 허용하였다.

또 연어도 양식어의 대표 격인데 몸을 천연에 가까운 선명한 핑크색으로 만들기 위해 염료를 섞은 사료를 주는 경우가 많다는 설이 나돌고 있다.

코넬대학과 일리노이대학, 인디애나대학 등에서는 다양한 산지의 양식 연어와 자연산 연어의 다이옥신과 염소계 살충제와 같은 독성과 오메가3지방산의 함유량을 측정하여 리스크 편익 분석risk-benefit analysis을 실시했다.

오메가3지방산이란 필수지방산의 하나로 인간의 생리 대사 과정에 필수 불가결한 것이나 스스로 생성하지 못하기 때문에 식품을 통해 섭취해야 한다.

코넬대학 등에서 실시한 리스크 편익 분석에서는 **오메가3지방산의 양이 많으나 오염 물질의 양이 10배 정도로 편익을 그 이상으로 상쇄하**

는 결과가 나왔다.

연구자들은 이렇게 조언하였다.

"소비자는 스코틀랜드와 노르웨이, 캐나다 동부 연안산 양식 연어를 먹는 횟수를 3회(3식) 이하로 억제해야 한다. 메인 주, 워싱턴 주 및 캐나다 서부 연안의 양식 연어는 연 3~6회까지, 칠레산 양식 연어는 연 6회 정도까지를 상한으로 한다. 한편 자연산 연어는 주 1회 먹어도 안전하며 홍송어와 은연어는 월 2회 정도, 왕연어는 월 1회에 못 미치는 정도까지라면 안전하다."

참고하길 바란다.

방어나 연어 같은 중형 이상의 대형어는 다이옥신과 카드뮴, 수은이 다량 잔류한다. 참치가 대표적이라고 할 수 있다. 수은과 다이옥신도 지용성이 강한 독이다. 일본인은 참치를 매우 좋아하는데 미국 등에서는 유아와 임산부에게 먹지 않도록 경고하고 있다. 나 역시 참치는 추천하지 않는다.

많은 사람이 말하듯 **몸집이 작고 값이 싼 생선이 역시 몸에 좋다.** 전갱이, 정어리, 고등어, 꽁치 등으로 식단을 잘 꾸리는 것이 좋겠다. 머리와 함께 뼈째 먹는다면 칼슘도 충분히 보급할 수 있다.

작은 생선이나 새우 등의 갑각류, 패류 등은 통째 먹을 수 있으므로 '홀푸드'라 할 수 있다.

작은 생선은 방사능 농도가 높다는 말이 있으나 나는 그리 문제 삼지 않는다. 그렇게 따지면 먹이사슬의 상위에 위치한 대형 어류일수록 유해 금속과 같은 독을 축적하고 있으며, 이를 지나치게 의식하면 생선을 아예 먹을 수 없기 때문이다.

한편 어느 정도 산지 문제를 고려하고 있지만 식품 위장 사기가 날로 교묘해지고 있다. 산지를 위장하는 일이 빈번하게 벌어지고 있다. 예컨대 **후쿠시마 앞바다에서 잡은 생선을 규슈로 옮긴 뒤 가공품으로 모양을 바꿔 규슈산으로 판매**하는 일도 적지 않다.

회전 초밥집에서는 '대용품'이라는 이름의 식품 위장이 이루어지고 있다.

광어 지느러미 살 대신 심해어를 사용한다는 사실은 이미 널리 알려졌고, 그 밖에도 참치 대용품으로 붉은 개복치가, 전복은 쇠고둥류의 칠레 전복이 등장하는 일이 일상이 되었다.

'파 얹은 참치ネギとろ'의 경우는 쓰레기나 매한가지인 참치 붉은 살에 쇼트닝(말하자면 트랜스지방산)을 첨가해 만든 것이다. 원재료는 콩기름이나 야자유이고 여기에 착색제나 향신료 같은 식품첨가물, 정제염 등을 넣어 노란 기름처럼 모양을 만들고 글리세린지방산에스테르, 대두 레시틴 등의 유화제를 첨가한다. 물과 기름을 잘 섞은 뒤 다진 참치 붉은 살 위에 바르면 맛이 그럴듯한 '파 얹은 참치'가 완성된다.

지금 인터넷에 '회전 초밥 위험' 등의 키워드로 검색하면 엄청난 양의 정보가 쏟아진다. 우선은 이런 내용을 알아두는 것이 위험성이 낮은 생선을 선택하는 첫걸음이 될 것이다.

'미네랄워터 VS 수돗물' 피장파장

양념, 기름, 채소, 과일, 생선 등의 식품에 대해 언급했는데 모든 생물이 섭취하는 것의 근원이라면 역시 '물'이다. 숨쉬기와 더불어 생명을 유지하는 필수 요소이며, 지구 상의 모든 생물이 물 없이는 생존할 수 없다. 그런 만큼 한층 관심을 가져야 한다.

역사적으로 보자면 1900년대에 들어서 우리가 마시는 식수도 인프라를 정비했다. 염소 소독으로 물이 깨끗해지면서 전염병이 급감했다. 그러나 그 반대급부로 새로운 질병의 씨앗이 되었는데 바로 현대병과 알레르기, 동맥경화성 질환이다.

미국에서는 오래전부터 **염소와 죽상동맥경화의 관계**에 대해 문제 제기가 이어졌으며, 미국의 J. M. 프라이스 박사는 "염소가 죽종성 동맥경화로 인한 심장 발작이나 뇌혈관 장애의 결정적인 원인이 된다"고 주장하고 있다.

또 수돗물은 방사능이나 염소뿐만 아니라 알루미늄, 납, 녹 방지 연료 등도 함유하고 있다. 예를 들면 그중 하나인 MDA(메틸렌다이아닐린)가 발암 물질로 알려져 있는데 이것이 1970년대까지만 해도 수도관 내 녹 방지를 위해 사용하는 에폭시수지 염료에 들어 있었다.

1970년대라면 이제는 문제없겠지, 하겠지만 전혀 그렇지 않다.

MDA는 1989년 수도법으로 후생노동성에서 규제했으나 업자들은 여전히 사용이 편리한 염료라는 이유로 법의 허점을 피해 MDA 성분이 있는 염료를 이용하는 경우가 적지 않으며 실질적으로 거의 방치 상태이다.

그렇다면 수돗물보다 병에 들어 있는 미네랄워터가 역시 안전한가 하면 이쪽에도 적지 않은 리스크가 있다.

미네랄워터의 비소 함유 기준은 수돗물에 비해 5배나 느슨하다. 그뿐만 아니라 요코하마 시 조사에 따르면 일본 내에서 판매되는 미네랄워터 일부에서 발암성이 있는 '포름알데히드'와 '아세트알데히드'가 수돗물의 80배 농도로 검출되었다는 기사도 있다.(「마이니치신문」 2003년 4월 20일)

일부 미네랄워터에서는 영·유아의 성장에 영향을 미치는 '질산태질소'가 검출된 바 있다.

미국의 경우 미네랄워터의 약 40%는 수돗물과 다르지 않다는 이야기도 나돈다. 또 뜨거운 날씨에 자동차나 자전거 홀더에 미네랄워터를 방치한 경우 플라스틱 용기에서 유해 물질인 다이옥신이 녹아

나오기 때문에 화학물질에 노출되는 양이 많아진다. 다이옥신은 유방암 발생에 크게 관여하는 것으로 알려져 있다.

무엇보다 근본적으로 물을 상품화해 플라스틱 용기에 담아 수송함으로써 많은 연료와 인적 자원이 소비된다. 진정한 의미에서 안전한 사회를 지향한다면 이같이 낭비가 많으면서도 실제적으로는 안전하지 않은 미네랄워터에 의존하는 것이 바람직한지 따져볼 일이다.

그렇다면 어떤 물이 안전한가에 대한 대답이 좀처럼 어려운 상황이다. 코스트 퍼포먼스를 고려한다면 수도에 정수기를 다는 방법을 고려해볼 수 있을 것이다. 고가의 비싼 정수기일 필요는 없다. **염소와 알루미늄, 납을 제거하는 것만으로도 독성이 상당히 경감**된다.

우선은 주방과 세면대의 수도 그리고 샤워 노즐에 다는 것부터 시작해보자. 욕실 욕조까지 정수기를 거치는 것이 좋겠으나 욕실 물을 매일 정수하는 것은 비용 부담이 크다.

이것이 경제적으로 어려운 경우는 비타민 C나 무농약 귤껍질, 유자, 비파나무 잎을 목욕물에 넣는 것도 좋다. 완벽하지는 않으나 비타민이나 항산화 물질인 피토케미컬의 효과로 염소 중화 작용이 이뤄진다.

또 널리 알려진 바대로 참숯도 유해 미네랄 등을 흡착하는 효과가 있다.

천연염을 넣는 것도 좋다. 미네랄을 보급할 뿐만 아니라 땀을 내서 디톡스 하는 데 도움이 된다.

이처럼 조금씩 연구하면서 사회독을 회피하도록 노력하는 것이 중요하다.

일반적으로 "이것은 안전하고 저것은 불안하다"는 식으로 사람들은 말하는데 이 세상에 100% 안전한 것은 존재하지 않는다.

중요한 것은 그 **식품이나 자원이 되는 것의 배경을 아는 것**이며, **이를 통해 사회 전체를 변화시키는 것**이다. 더불어 독성 물질을 완전히 제거하는 것이 어렵다면 독을 배출하는 몸을 만드는 수밖에 없다.

Part 3

건강을 지키는 요리법

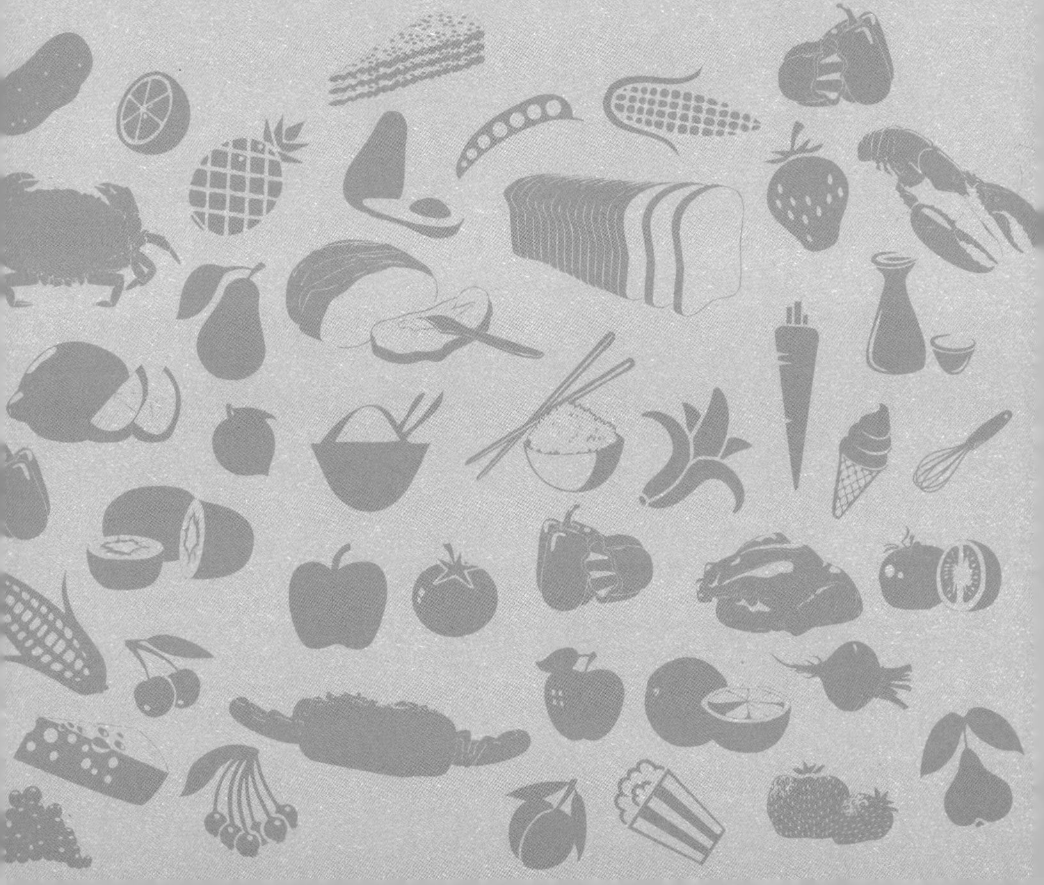

양념은 '원재료'가 간단한 것으로

Part 2에서도 언급한 바 있는데 건강한 식생활은 우선 요리의 기본이 되는 양념을 바꾸는 것에서 출발한다.

간장, 된장, 식초, 미림, 맛술은 식품첨가물 없이 오래된 전통 제작 방식으로 만든 것을 선택한다. 소금은 정제된 것이 아니라 해수를 햇볕과 바람으로 증발시켜 만든 것이 좋다.

토마토케첩이나 소스 등은 설탕, 과당포도당과 같은 당류를 사용하지 않은 것, 또 '화학조미료'와 같은 정체불명의 재료를 사용하지 않은 것을 고른다.

"널리 알려진 대형 메이커니까"라는 식은 어떠한 위안과 신뢰도 주지 못한다. 오히려 유명 메이커는 대량 생산해 저가에 판매해야 하므로 원재료가 싼 의심스러운 식재료를 사용하기 쉽다. 맛도 적당히 속이고, 상온에서 오래 보존할 수 있도록 식품첨가물을 대량으로 섞는다. 따라서 유명 메이커 제품일수록 오히려 사서는 안 된다.

'유기농' '오가닉' '국산' '○년 전통의 맛' 등과 같은 포장지 문구에 결코 현혹돼서도 안 된다.

그것보다 구입할 때 반드시 체크해야 할 것이 포장지 뒤에 있는 '원재료명'이다. 원재료로 쓰인 것이 적으면 적을수록 식품첨가물의 리스크가 낮다고 할 수 있으며, 전통 제조 방법으로 만든 것은 원재료명에 이해하기 힘든 합성물의 명칭이 쓰여 있지 않다.

최소한 '미림풍 조미료'라든지 '조미술(양조 조미료)'과 같이 쓰인 것은 구입해서는 안 된다. 이런 제품에는 반드시 '과당포도당' '화학조미료' '산미료' 와 같은 식품첨가물이 들어 있으며 유사품이다.

어떤 상품이든 패키지에 속지 말고 반드시 원재료명을 확인하는 습관을 들이도록 하자.

우리가 선택해야 할 제조업체는 결코 TV 광고에 흘러나오는 곳이 아니다. 신선한 자연식품과 전통 기술력을 고집하는 업체는 대부분 소규모이고 가족이 경영하는 곳이 많다.

이런 훌륭한 상품을 애용하는 것은 가족 건강만이 아니라 전통 식품의 발전을 지원하는 일이기도 하다.

채소보다 우선
'고기'를 바꿔라

아무래도 안전한 식생활 문제에 민감한 것은 압도적으로 여성 쪽이다. 그러나 식품의 해에 대해 알고 있어도 이를 남성에게 잘 전달하는 데는 어려움을 겪는 경향이 있다. 한편 남성은 머리로만 이론적으로 생각하는 사람이 많다.

안전하고 건강한 식생활을 위해 남편의 이해를 돕고 싶다면 책이나 인터넷 정보로 소개된 글과 데이터를 보여주는 것도 한 가지 효과적인 방법이다.

다만 남편이나 아이들의 건강을 위한다는 명목으로 갑작스레 식생활을 완전히 바꾸는 것은 만만한 일이 아니다. 이로 인해 가족 간에 관계가 나빠져서는 안 되며 식생활 습관은 구성원의 이해와 원만한 커뮤니케이션이 함께 이루어지지 않으면 좋은 결과를 맺기 어렵다. 너무 조급해하지 말고 조금씩 바꿔나간다는 생각을 갖는 것이 중요하다.

우선은 가장 실천하기 쉽고 일상의 식생활에 영향이 큰 것이 '양념'이므로 이것부터 바꿔볼 것을 권한다.

그다음에 변화를 준다면 나는 고기를 추천한다. '채소가 아니고?' 하고 의아하게 생각하는 분이 있을지 모르겠다. 굳이 말하자면 **양념 → 고기 → 생선 → 채소**로, 채소는 가장 마지막이어도 괜찮다고 생각한다.

채소에 비해 고기나 생선은 다양한 물질이 **먹이사슬을 통해 체내에 축적되는 '생물농축'**이 높은 식재료이기 때문이다.

방사능이나 다이옥신, 농약 등의 화학물질은 체내에서 분해와 배설이 잘 이루어지지 않기 때문에 모이와 물, 대기를 통해 생명체의 체내에 들어와 서서히 축적된다.

이런 생물농축도가 높은 고기를 사람이 섭취함으로써 발생하는 영향을 고려한다면 역시 양념 다음으로 주의할 것은 고기가 된다.

앞에서도 설명했듯이 고가의 고기를 먹으라는 말이 아니다. 오히려 지방이 많은 소고기는 질병이 많으므로 위험하다는 내용을 전한 바 있다.

뒤에 일부 소개하겠으나 찾아보면 적당한 가격의 맛있는 고기가 얼마든지 있다.

'어떤 고기를 고를까'가 아니라 '어떤 고기를 피할까' 하는 자세가 중요하며, 기본적으로 '미국산 소고기'와 '브라질산 닭고기'를 피하는 것만으로도 최악은 막을 수 있다.

주위에서 '고기를 먹으면 속이 더부룩하다'고 말하는 사람이 있는데 이는 좋은 고기가 아니라는 증거다. **좋은 고기는 속을 부담스럽게 하지 않는다.** 좋은 고기란 당연히 건강한 방식으로 사육한 고기를 말한다.

방사능 리스크로 인해 산지 선택에 주의해야 하지만 사슴, 말, 양고기 등도 영양가가 매우 높으므로 평소 구입하는 육류의 종류를 넓혀보는 것도 좋겠다.

생선은 우선 '양식'을 피한다. 이것만 해도 크게 달라지는데 여기에 더해 몸집이 큰 생선은 가급적 피하고, 작은 생선, 등 푸른 생선을 중심으로 섭취한다. 조개와 새우도 추천한다.

마지막으로 채소는 무농약 자연농 생산품이 가장 좋으나 농약을 사용한 관행재배 채소도 꼼꼼히 씻으면 어느 정도 농약이 제거된다.

우리 집에서도 일반 채소를 구입한 때는 조개껍데기를 원료로 **수산화칼슘의 작용으로 농약이 제거되는 '농약 세정제'**에 담가 깨끗이 씻은 뒤에 요리하고 있다.

식생활을 개선하려 마음먹었을 때 주변에서 손쉽게 구할 수 있는 유기농 채소로 교체하는 것이 가장 간편한 방법이다. 그러나 몸에 미치는 영향력을 생각하면 **역시 동물성 식재료부터 재고하는 것이 좋다.**

익히는 요리라면
'삶기'나 '찌기'로

나는 채소, 고기, 생선도 기본적으로 생으로 먹는 것이 가장 몸에 좋다고 생각한다. 식품에 들어 있는 영양소를 그대로 흡수할 수 있기 때문이다.

이누이트 인들은 채소를 거의 섭취하지 않고 바다표범이나 북극곰 등의 고기를 생으로 많이 먹는다. 조리한다고 해도 고작 말려서 저장 식품으로 비축하는 정도이고 후에 간단하게 불을 사용해 요리했다. 그들이 거의 채소를 먹지 않았음에도 불구하고 강인한 육체와 건강을 유지한 것은 날고기를 섭취한 것에서 기인한다고 본다.

체내 대사를 하는 데 필수적인 효소는 열에 약해서 50~70도에서 파괴된다. 대사가 원활하게 이루어지지 않으면 영양소를 효과적으로 활용하지 못하므로 병에 걸리기 쉽다.

본래 고기나 생선에는 우리 몸에 필요한 효소가 풍부한데 생식을 하면 영양소 파괴 없이 체내에 흡수할 수 있다. 그래서 이누이트 인은 건강했던 것이다.

이런 이유 등으로 나는 생식을 권하는데 모든 것을 날로 먹는 것은 너무나도 비현실적이다. 현대인은 면역력이 떨어져 있으므로 과거엔 그리 큰 문제가 되지 않던 균에도 식중독을 일으킬 수 있다.

따라서 나는 가능하면 저온으로 만드는 요리를 권한다. 전통 식단을 추천하는 이유도 이 때문이다. **전통 식단은 온도가 낮은 조리법이 대부분**이다.

가장 일반적인 조리법인 '삶기'나 '찌기'의 조리 온도는 100도 정도. 조림이나 찜, 무침 등은 가열로 인해 크게 문제가 되지 않는 요리라고 할 수 있다.

데치거나 삶으면 영양이 빠져나가긴 하지만 익히는 과정에서 생긴 물을 국물로 함께 먹는 국이나 찌개라면 문제없다.

반면 구이나 튀김 등은 조리 온도가 200~300도나 되므로 주의가 필요하다.

조리 온도가 문제가 되는 것은 효소를 비롯한 영양소 섭취만이 아니라 기름도 주의를 요한다.

앞서 트랜스지방산의 위험성에 대해서 전한 바 있는데 **식물성 기름 전체에 해당되는 약점으로 '열에 약하다'**는 포인트도 있다.

'옥수수유' '콩기름' '홍화유' '해바라기유' '참기름' 등은 오메가6로 분류되며, 오메가3와 마찬가지로 생리 활동 물질을 함유한 필수

지방산이다. 이들 **기름은 열에 쉽게 산화되어 요리에 사용하면 순식간에 독이 된다.** 그러므로 인간에게 필요한 물질이기는 하나 산화된 음식물은 체내에서 염증을 일으키므로 가열된 상태로는 섭취를 피하는 것이 바람직하다. '오메가3'는 '오메가6'와 반대로 염증을 억제하기 때문에 섭취를 장려하나 이쪽도 열에 약하기는 마찬가지이다.

식물유는 샐러드드레싱으로 이용하는 등 가급적 저온으로 섭취하도록 하자. 특히 들깨유, 아마씨유, 호두, 녹황색 채소, 콩류 등은 '오메가3'나 '오메가6'라 대단히 열에 약하다.

식재료를 아무리 엄선해도 조리 단계에서 산화되어버리면 아무런 의미가 없다. 그야말로 '칼로리 과잉인데 영양실조' 현상이 나타나는 것이다.

때때로 고온의 기름으로 만들어내는 중국 요리나 바비큐를 여럿이 함께 먹는 것이 즐겁겠지만 기본적인 식사는 '삶기' '찌기' '날것'과 같은 저온 요리가 건강에 바람직하다. **고온의 기름이 필요할 때는 현미유나 카놀라유, 올리브 오일, 질 좋은 버터 등을 이용하도록 하자.**

전자레인지는
영양소를 파괴한다

전자레인지는 요리를 빨리 데울 수 있는 편리한 조리 기구로 이제는 거의 모든 가정에 보급돼 있다. 요사이는 편의점에서도 필수품이 되었다. 전자레인지로 요리하는 것을 전제로 한 가공식품까지 속속 등장하고 있다.

그러나 우리 집에서는 전자레인지를 절대 사용하지 않는다.

전자레인지는 영어로 'microwave oven(마이크로웨이브 오븐)'이라 하는데 이름대로 마이크로웨이브(전자파)를 발생시키는 기구이다. 식품에 전자파를 급격하게 노출함으로써 **영양가가 파괴되는 것은 물론 발암과 피폭 위험도 높아진다.**

채소에는 비타민과 미네랄과 같은 영양소와 식이섬유 외에 항암 작용, 면역계 제어, 해독 효소 유도와 같은 효능이 있는 '피토케미컬'

이라는 천연 화학물질이 있다.

이렇게 훌륭한 피토케미컬이 데칠 때 66%, 압력솥에서 47%, 찌는 경우 11% 손실되는 것에 비해 전자레인지로 요리하면 무려 97%나 손실된다고 한다.

또 전자파는 식품의 분자구조에도 변화를 일으키기 때문에 식품에 있는 비타민과 미네랄 등 영양소도 파괴한다. 효소가 완전히 파괴되므로 설령 비타민이나 미네랄이 있다 하더라도 영양소로 받아들일 수 없는 것이다.

그뿐만 아니라 전자레인지를 사용할 때 쓰는 랩이나 편의점 도시락, 플라스틱 접시 등에서도 **발암성 유해 물질이 방출되어 식품에 섞인다**. 발암성 활성 효소(유해 산소)가 증가하며 신경계와 림프계에도 전자파의 악영향이 미친다.

현대인은 '칼로리 과잉인데 영양실조'라는 말을 거듭했는데 아무리 훌륭한 재료로 요리하더라도 전자레인지를 사용하면 자동적으로 영양 불량이 되는 셈이다.

과거 소련에서는 전자레인지에 대해 많은 연구를 했다. 그 결과 **1976년 전자레인지 사용을 금지**하였다. 페레스트로이카 이후 사용 금지는 해제됐지만, 발표 당시는 냉전 시대였으므로 어쩌면 전자레인지로 인해 소련 국민의 건강이 나빠지는 상황을 우려했기 때문인지 모른다.

전자레인지 사용을 전제로 한 가공식품은 일절 사지 않아야 하는 것은 물론이다. 기본적으로 끼니마다 음식을 남기지 않고 깨끗이 먹는다면 전자레인지도 굳이 필요가 없다.

남은 음식을 냉장 보관했더라도 그대로 먹으면 문제없다. 나는 이렇게 실천하고 있다.

물론 아무리 건강한 것이 좋아도 당장은 따뜻한 음식을 먹고 싶은 마음이 더 앞설 수 있다. 이럴 때는 불에 데우거나 오븐 토스터를 이용하거나 가볍게 데치는 방법이 좋다.

질냄비가 전기밥솥보다
빠르고 맛있다

요사이 요리를 즐기는 사람들을 중심으로 인기를 끌고 있는 나무 찜통은 **실제로 사용해보면 대단히 훌륭한 만능 조리 기구이다.**

나무 찜통을 몇 개 겹쳐서 사용하면 효율적이다. 예를 들어 상단에 냉장한 밥을 데우면서 하단에는 찜 요리를 함께 할 수 있다. 동시에 그 아래 물이 있는 냄비에선 달걀을 삶을 수 있다.

전자레인지로는 한 번에 이렇게 다양한 요리를 할 수 없을 것이다. 단시간에 요리가 가능하다는 편리성 때문에 전자레인지를 사용하는 분이 많은데 영양가 없는 요리를 빨리 완성한들 무슨 의미가 있겠는가.

나무 찜통과 더불어 새삼 주목받고 있는 조리 도구 중 하나가 질냄비다. 요사이 **질냄비로 밥을 짓는 사람이 늘고 있다고 한다.**

질냄비를 사용해본 적이 없는 사람들은 '질냄비는 맛있긴 한데 시간이 걸린다'는 생각을 할 수 있으나 실제로 사용해보면 밥솥보다 빠르다. 여기에 더해 전기밥솥으로 밥을 지을 때보다 훨씬 맛있어서 깜짝 놀라게 된다.

한편 우리 집에서는 전골을 매우 즐기는데 **싱싱한 채소가 있는 날엔 꼭 '타진 냄비'**가 등장한다. 이것을 이용하면 요리가 훨씬 맛있어지며 따로 소스를 준비하지 않아도 충분히 재료의 단맛을 느낄 수 있다.

조리 기구 역시 건강을 고려해서 더 좋은 제품을 선택할 수 있다. 영양이나 요리의 완성도를 고려할 때 훌륭한 제품이 우리 주변에 많이 있다.

냉장고에서
영양소가 감소한다

이제 냉장고는 어느 가정에서나 볼 수 있는 필수적인 가전이 되었으며 더 나아가 날로 대형화하는 추세다. 냉장고 '야채실'이라는 이름이 일반화될 정도이므로 대부분의 가정에선 장을 봐온 채소를 일단 야채실에 넣는다.

그러나 보존성이나 영양이라는 양면에서 보았을 때 채소는 역시 냉장고에 넣지 않는 것이 좋다.

'생체광자biophoton'라는 단어를 들어본 적이 있는가. 서구에서 연구가 진행되고 있는 분야인데 우리에게는 아직 낯설다.

생체광자를 알기 쉽게 설명하면 1930년대 생물학자인 알렉산더 구르비치 박사가 '세포가 빛을 발한다'라는 가설에 기초해 맨 처음 시작한 연구이다.

모든 생명체는 빛을 발하고, 빛을 흡수하며, 빛을 저장한다. 그리고 모든 세포는 1초에 적어도 10만 회 빛을 낸다고 하며 **건강한 세포는 지속적으로 빛을 발산하지만 시들한 세포는 단속적이다.**

생체광자의 기원이 무엇인가에 대해서는 여러 설로 나뉘어 아직 그 메커니즘이 밝혀지지 않았다. 그러나 생체광자는 200~800나노미터의 범위로 빛을 발산한다고 한다.

모든 생체 화학반응이 전기신호를 받아 일어나는 것과도 무관하지 않으며 어쩌면 영혼이나 오라, 파동과 같은 것과도 관계가 있을지 모른다.

어째서 갑자기 이 이야기를 꺼내는가 하면 실은 **냉장고에 보관한 채소와 그렇지 않은 채소는 생체광자에 현저한 차이가 있다는 연구 결과**가 있다.

채소를 수확한 뒤 냉장고에 넣지 않고 보관한 경우 9일 후에 세포가 파동을 하지 않는다. 반면 냉장고에 보관한 경우 단 하루 만에 채소에서 파장이 사라지는 연구 결과가 나왔다. 농약을 사용한 채소와 그렇지 않은 채소에서도 비슷한 결과가 보고되었다. 말하자면 생체광자는 생명을 지키기 위해, 생체 화학반응이 일어나는 시스템을 만드는 것으로 보인다.

생체광자 연구는 생명체 과학이며 아직 미지의 영역이나, 그럼에도 세포 파동이 소실된 채소가 과연 건강할까에 대해서는 의문을 표하게 된다. 또 과연 영양소가 있다고 할 수 있을까? 여기에서도 역시 '칼로리 과잉임에도 영양실조'인 현상을 맞닥뜨리게 된다.

요즘 사람 대부분은 구입한 채소를 모두 냉장고 야채실에 넣어 보관한다. 그러나 **뿌리채소류나** 원산지가 열대나 아열대인 **채소, 과일은 저온이라는** 환경에 대단히 약하며 저온 장해를 일으키는 등 냉장고 보존에 맞지 않다. 영양가 손실까지 초래하므로 잘 기억해두자.

좋은 채소는
썩지 않고 시든다

 애당초 장기 보존해야 할 정도의 양을 사지 않는 것이 중요하지만 식재료의 특성 등을 고려하면 '매달아두기' '신문지로 싸기' '어둡고 서늘한 곳에 보관하기' 등의 방법이 냉장고보다 더 효과적인 경우도 적지 않다. 전통적 생활 방식의 지혜에도 관심을 기울이면 좋겠다.
 한편 냉장고에 보관한 채소가 썩는 것을 경험한 사람이 꽤 있을 것이다. 그런데 잘 생각해보자. 식물은 '썩는' 것이 아니라 '시드는' 것이다. 식물이 썩다니 이상한 현상이 아닌가?
 그렇다면 자연계 식물은 시드는데 슈퍼에서 사온 채소는 왜 시들지 않고 썩을까? 이는 비료와 관계가 있다. 무비료, 무농약의 자연재배나 자연농법으로 키운 채소는 냉장고에서도 시든다고 한다. 반면 화학비료든 유기비료든 상관없이 비료를 준 채소는 냉장고 안에서 쉽게 썩는다. 동물성 분뇨를 사용한 비료에서 이런 현상이 한층 두드러지며 식물성인 경우 그보다는 시들해지는 현상이 더 엿보인다.

무엇보다 한 번에 다 먹지 않고 채소를 오래 두는 것이 일차적인 문제이나 일단은 냉장고 사용을 최소한으로 줄이고, 자연 상태에서처럼 시드는 채소를 선택해서 먹는 것이 최선이다.

위험한 데다 수명까지 짧은
불소 가공 제품

식품 말고도 절대 주의해야 할 것이 **불소 가공된 조리 도구의 위험성**이다. 요사이 100엔숍 등에까지 꽤 많은 제품이 진열되어 있는데 불소는 매우 강력한 맹독으로 지적받는 물질이다.

불소를 과도하게 섭취할 경우 골연화증, 지질대사장애, 당질대사 장애를 유발하며, 불소와 불소 화합물은 발암 위험을 촉진하고 뇌신경 장애까지 초래하는 것으로 보고되고 있다. 원래 **불소 화합물은 축산업자가 길들이기 힘든 난폭한 소를 얌전하게 하기 위해 사용**한 것이 시초로, 인류 역사상 처음으로 수돗물에 도입한 것은 나치이다. 강제 수용소 등에서 사용했다고 전해진다.

테플론 가공의 프라이팬 외에 불소 함유량이 높은 제품을 보면 다음과 같다.

- 치약(불소 화합물이 함유된 것)
- 유아식 일부
- 주스(농약 등이 과일에 흡수된 것)
- 탄산음료
- 녹차
- 와인
- 맥주
- 패스트푸드점 프라이드치킨
- 어패류
- 생선 통조림
- 불소를 첨가한 소금
- 담배
- 마취제(메톡시플루란methoxyflurane) 등 불소 화합물을 함유한 가스
- 불소 함유 코팅 스프레이

불소를 널리 일반화시킨 인물의 필두에 히로시마 원자폭탄을 개발한 '맨해튼 프로젝트'의 과학자 해럴드 C. 하지 박사가 있다. 그는 핵실험 반대와 소송 등을 예측하고 미리 우라늄과 플루토늄을 인체에 주입해 그 독성을 측정하는 실험을 지휘했다.

동시에 핵무기 제조 시 대량으로 사용하며 배출한 불소 가스의 독성을 대중이 알지 못하도록 안전성을 어필할 필요가 있었다. 그로 인해 '불소는 안전한 것'이라는 이미지가 일반에 널리 퍼지게 되었다.

주변을 돌아보면 싸고 가벼우며 음식물이 잘 달라붙지 않아 사용이 편리하다는 이유로 불소 가공된 냄비와 프라이팬이 일반적으로 널리 애용되고 있다. 그러나 독성이 있는 데다 수명이 대단히 짧은 단점도 있다. **불소 가공된 프라이팬을 사용하는 전문 요리사를 본 적이 있는가?**

프로 요리사들은 주로 철이나 구리로 만든 제품을 사용한다. 불소 가공된 조리 기구에 비해 열전도율이 매우 높기 때문에 단시간에 요리가 맛있게 되고 내구성이 좋기 때문이다.

또 철제 프라이팬에 요리를 하면 철분이 보급되며 구리 프라이팬은 살균 효과가 뛰어나다. 최근 판매하는 것 중에는 스테인리스스틸 제품이 테플론 가공 냄비보다 훨씬 안전하다.

물론 철이나 구리로 만든 프라이팬이 테플론 가공 제품보다 고가이지만 위험성, 상품 수명 사이클, 조리 시간 등을 종합적으로 고려하면 어느 쪽이 실질적으로 이득인지 판단할 수 있을 것이다.

Part 4

나의 식탁

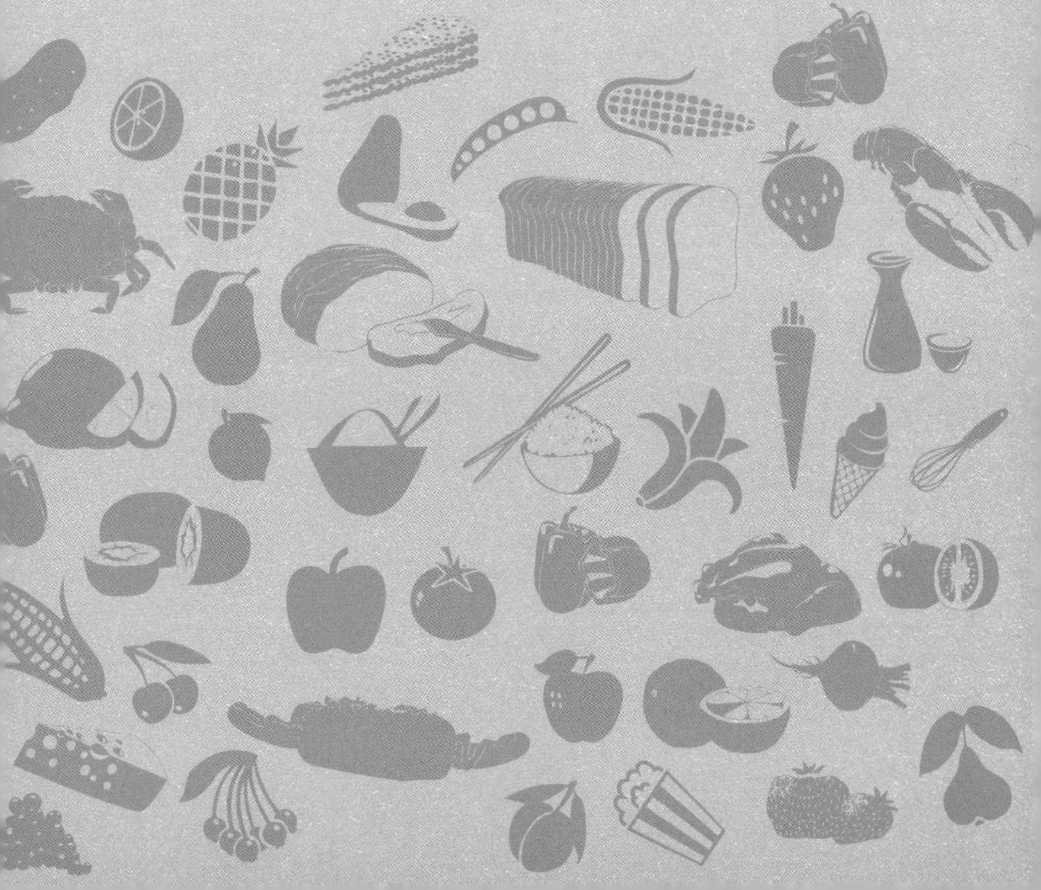

식사에 영양만
따지는 것은 무의미

식품의 위험성에 대해 이런 이야기를 하면 "그럼 우쓰미 당신의 식사는 어떤가" 하고 궁금해하는 분들이 많다. 특히 강연 등에서 단골로 많이 나오는 질문이다. 그런 까닭으로 다음에선 나의 실제 식생활을 살짝 공개할까 한다.

우선 나에겐 기본적으로 **식사는 '즐거운 것'**이라는 전제가 있다. '맛있는 것을 먹겠다'는 생각은 탐욕일 것이다. 그렇다고 '사회독을 완전히 피해서 오로지 영양가만 따진 식사'라는 것도 난센스가 아닐까 한다. 극단적인 매크로바이오틱이나 당질 제한 또는 편향된 식사법이다.

농약과 비료 없이 건강하게 재배한 채소와 자연 속에서 생물로서 존엄을 소중히 인정받으며 자란 가축, 인공 사료나 항생물질 등을 전혀 투여하지 않은 자연산 물고기 그리고 식품첨가물을 넣지 않은 전통 제조법으로 만든 양념은 그 자체만으로도 맛이 훌륭하다. 따라서 나는 가능하면 이런 식품을 선택하려고 노력한다.

100% 사회독을 피하는 것은 애당초 무리한 이야기이며, **오로지 사회독에만 관심을 기울인 식생활은 일종의 노이로제이다.** 먹는 것은 생존의 기본이므로 먹는 것이 즐겁지 않으면 사는 것도 시들하지 않을까!

지금도 그렇지만 나는 독신 시절 이렇다 할 취미가 없어서 돈을 쓰는 곳이라고는 먹는 것이 대부분이었다. 사실 의사라는 부류들은 이런 사람이 많다.

당시는 '맛없는 것은 먹고 싶지 않다'는 마음은 있었지만 건강이나 영양에 대해서는 전혀 무관심했다고 해도 좋을 것이다. 식품첨가물이나 농약의 해 등은 거의 생각해본 적이 없으며 그저 맛있는 레스토랑을 찾아다니는 것에만 골몰했다.

식생활을 되돌아보는 계기는 역시 딸이 태어나 아버지로서의 마음가짐과 의사로서의 사명이 합치되면서부터이다.

그때까지 의사로서 접해온 약의 폐해 등의 문제를 파고 들어가다 보니 음식이나 일상 속 사회독에 대해 새로운 인식을 갖게 되었다.

식품 관련 일을 하는 아내를 만남으로써 건강의 관점에서 조금씩 먹을거리에 대해 다시 생각했고 딸이 태어나면서 의사로서 관심을 기울여온 의문을 풀어나갔다. 이로써 '본연의 음식'이라는 관점에서 식생활을 재고하기에 이르렀다.

고기와 생선으로 영양을 섭취하고 채소로 디톡스 한다

요사이 우리 집 식탁은 고기와 생선 등 **동물성 메뉴가 50~60%**, 채소와 과일 등 식물성 **메뉴가 40~50%**로 동물성이 조금 많다.

현대인의 질병을 앓지 않았던 아메리카 원주민이나 이누이트 등의 선주민 혹은 고대인의 경우 동물성이 70% 정도였다. 그러나 오늘날 이를 실천했다가는 인구가 많아 식량 전쟁이 일어날 것이다. 또 고대와 달리 오늘날 고기와 생선은 생물농축이 진행되었으며 고기와 생선은 해독력이 약하다.

무엇보다 그들이 살던 지역과 달리 이곳은 바다와 산, 숲이 풍성해 다양한 식재료를 골고루 먹고 건강을 유지해왔으므로 잡식이 체질에 맞다.

채소는 소화가 원활하지 않으나 디톡스 효과나 식물 고유의 영양소를 섭취할 수 있는 장점이 있다. 특히 사회독의 폐해에 많이 노출된 현대엔 콩·견과류·해조류·녹황색 채소·어패류·버섯류·감자류 등으로 대표되는 식물성 식품을 늘리는 것이 좋다. **고대인의 육식 식습관보다는 채소를 비율적으로 조금 더 많이 섭취하는 정도로 실천**한다.

우선 구할 수 있는
식재료부터 교체해보자

최근 고맙게도 자연식품 관계자께서 소금, 녹차, 기름 등 많은 선물을 주셔서 주방이 꽤 윤택해졌다. 그럼에도 일상적인 식재료는 직접 골라 구입한다.

쌀은 고정적인 구입처를 두지 않고 농약 등의 폐해를 연구하는 기관에서 판매하는 제품을 먹거나 자연식품점 등에서 구한다. 구입하는 쌀은 **방사능 측정을 꼼꼼히 거치고 자연농이 재배한 현미 사사니시키나 그보다 오래된 재래종**을 선택한다.

채소는 인터넷으로 구입하는 경우가 많으며 **7할 정도가 자연농 생산품**이다. 3할은 슈퍼마켓에서 관행재배한 것인데 이때는 조개껍데기로 만든 농약 세정제로 깨끗이 세척한다.

돼지고기나 소고기는 병원 스태프 등과 함께 **목장에서 공동으로 구**

입하며, 닭고기와 말고기, 사슴고기, 양고기는 통판을 통하는 경우가 많다. 그 밖에 자연식품점에서 구입하는 경우도 있다.

생선은 종류가 다양하게 구비된 슈퍼마켓에서 규슈산이나 동해(일본해) 쪽의 자연산을 구입한다.

양념은 요리에 들어가는 술과 간장, 된장 모두 **전통 제조법으로 만든 것**이다.

소금과 기름은 매우 중요하므로 여러 종류를 구비한다. 소스와 토마토케첩, 마요네즈 등은 자연식품점 등에서 **식품첨가물이 들어 있지 않은 것**을 구입한다. 물론 설탕은 집에 두지 않는다.

완벽하기보다
오래 유지하는 것을 목표로!

하루의 식사 패턴을 보면 아침 식사는 하지 않고 점심 식사는 배가 고플 때나 시간이 있을 때, 강연 후 점심 모임이나 비즈니스 런치 등으로 먹는 경우가 있다.

저녁 식사는 역시 강연 후의 모임에서 함께 하는 경우가 많다. 최근에는 부부가 모두 바빠 횟수가 줄긴 했으나 그럼에도 가족이 주 3~4회 함께 자리해 식사를 만끽한다.

저녁 식사는 역시 가장 여유로운 시간이므로 반주까지 곁들여 충분히 즐긴다.

쌀은 집에서 식사할 때는 현미 100%이지만 술을 마시는 경우가 많으므로 **밥을 먹는 것은 일주일에 1번 정도다**. 고기 굽는 정도는 기본적으로 레어, 생선은 회 등 날것을 중심으로 한다. 조개나 새우 등

통째로 먹을 수 있는 것이나 잔생선을 많이 섭취한다.

채소는 가볍게 버터에 볶거나 찌거나 전골 등으로 섭취하는 경우가 많다.

개인적으로 요리 만들기를 즐기는 편이라 아내와 딸을 위해 솜씨를 발휘하기도 하는데, 특히 파스타와 오코노미야키는 언제나 내 담당이다. '응? 파스타랑 오코노미야키까지 먹는다고?' 하고 의아하게 여기실 수 있겠다.

아내도 나도 와인을 매우 좋아해서 둘이서 평균 1.5병 정도 마신다. 간을 위해 특별히 쉬는 날은 없다.(웃음) 오가닉 와인도 마시지만 저가품이나 '산화방지제(아황산염)'가 들어간 것도 신경 쓰지 않고 꽤 마신다. '응? 산화방지제라니, 독이 아닌가?' 하고 생각하시는 분도 아마 계실 것이다.

그리고 식수에 대해 말하자면 정수기를 사용하고 있으며 요리는 주방 수도꼭지에 저가의 정수기를 달아 걸러서 사용한다. '응? 정수기는 문제가 있는 거 아냐?' 하고 생각하는 분도 계실 것이다.

식품의 독에 대해 긴 얘기를 해놓고 정작 본인은 독이 있는 음식을 아무렇지 않게 먹고 있는 게 아닌가 하신다면 맞는 말씀이다.

독을 조금이라도 절대 섭취하지 않겠다는 자세라면 오래 유지하기 힘들며 즐거워야 할 식탁이 숨 막히기 십상이다.

아마 우리 집 식탁을 보신다면 '이 정도만 주의하면 되는 건가?' 하고 조금 편안하게 실천하실 수 있을 것이다.

앞에서도 말했지만 너무 강박적으로 고민하지 말고 **'70% 정도 독**

을 피하는 정도면 성공'이라는 마음으로 다가서는 것이 오래 지속하는 요령이다.

요는 식품에 해가 있는 것을 알고 섭취하는가, 모르고 섭취하는가, 그것이 가장 중요하다. 그 뒤의 선택은 개인의 자유이다.

따라서 사회독에 관해 강연에서 많은 이야기를 하지만 개인의 선택에 대해서는 이러쿵저러쿵 일절 간섭하지 않는다.

나 역시 매일 이렇게까지 와인을 마시고 있으니 살이 빠질 수가 없다는 것을 잘 알고 있다.(웃음) 그러나 이는 어디까지나 선택의 자유이다.

만일의 사태를 위해
일주일 정도 식재료 여유분 저장

냉장고에 식재료를 두면 영양소가 파괴된다고 했지만 우리 집은 꽤 채워두는 편이다. 심지어 300리터 냉동고까지 있어서 대량으로 보관한다.

"그렇다면 냉동식품이랑 해동하는 전자레인지도 모두 사용하는 것 아냐?" 하고 물으신다면 그것은 "노!"이다.

냉동식품은 절대 사지 않으며 전자레인지는 있긴 하지만 오로지 오븐 기능만 사용하고 있다. 그렇다면 냉장고에 무엇이 들어 있는가 하면 대부분이 육류다. 적어도 일주일분은 비축하고 있다.

고기와 생선은 균이 생기기 쉽고 냉장 보존하면 산화가 진행되므로, 영양가가 떨어지더라도 주로 냉동 보관한다.

이렇게까지 냉동해두는 이유는 인터넷 배송료 등을 고려해 한 번에 대량으로 구입하는 것도 있으나 **가장 중요한 것은 유사시 대비이** 다.

지진 등이 발생하면 전기가 끊길 가능성도 있다. 냉동의 경우는 자연해동이 되므로 냉장고보다 훨씬 오래 유지된다. '일주일분의 비축'이라는 개념으로 냉동고에 식재료를 보관하는 것이다.

맛과 영양을 고려한다면 식품은 싱싱할 때가 가장 맛있으며 영양가도 높으므로 선도가 중요하다. 그러나 만일의 사태에는 신선도보다 양이 중요할 수 있다.

시판하는 비축 식품은 건빵이나 비스킷, 카레 등 탄수화물이 주를 이룬다. 그렇다! 당질 과다가 우려되는 식품이다.

유사시에 당질 과다를 따질 일이 아니라고 생각할 수 있겠지만 오히려 반대다. 재해가 발생할 때는 어쨌든 식품을 절약하지 않으면 안 된다. 그런 때 정신적으로 불안을 고조시키고 식욕을 자극하는 당질만 섭취하다 보면 역효과가 나기 쉽다. 당질로 기운이 나는 것은 한순간뿐이다.

유사시는 정신적으로도 다운되기 쉽다. 이런 때야말로 **고기와 생선을 섭취해 몸 안에서 기운을 내지 않으면 안 된다.**

냉동고에 고기를 보관해두는 것은 말하자면 선사인이 말린 고기 등을 만들어두던 것과 다르지 않을 것이다.

그리하여 우리 집에는 냉동고의 비축품 외에도 페트병 물 1개월분과 전기가 끊어졌을 때를 대비해 휴대용 가스버너도 갖추고 있다.

흔히 지진 등으로 재해가 일어났을 때는 아무 음식이나 먹을 수 있으면 된다고 생각하기 쉽다. 그러나 그럴 때일수록 진짜 에너지원이 되는 식품이 필요하며 이를 비축해두는 것은 재해 대국인 일본에서 살아가는 데 기본이 아닐까 생각한다.

외식은
대형 체인점을 피한다

요사이는 부부가 모두 바빠 외식하는 비율이 높아졌다. 주 4번의 저녁 식사 중 2번을 외식하는 경우도 있다.

가족이 함께 외식할 때는 몇 가지를 주의하는데 **우선 대형 체인점은 가지 않는다**. 기본적으로 의식을 가지고 운영하는 개인 식당이나 분점이 있더라도 2~3곳 정도로 제한적인 곳을 선택한다.

대량 매입, 대량 생산 시스템에서는 결코 안전하고 맛있는 음식을 만들 수 없기 때문이다. 패스트푸드는 물론 술집이나 레스토랑도 체인점은 마찬가지다.

대부분 위험한 식재료를 써서 그것을 맛있게 느끼도록 하기 위해 대량의 식품첨가물을 사용한다. 말하자면 속임수로 혀를 현혹한다.

또 앞서 언급했듯 미국 소, 브라질 닭, 옥수수, 감자 튀김, 유제품,

설탕이 들어간 메뉴는 절대 주문하지 않는다.

의심스러운 식재료를 사용하는 식당이나 상품을 피하는 것은 나와 가족의 건강을 지키기 위한 일종의 '불매운동'이기도 하다.

좋은 식재료를 엄선해 정성껏 요리를 만드는 진짜 음식점은 일단 맛이 훌륭하므로 앞으로도 계속 번창하는 것이 좋다. 그러나 현실은 재료를 매입하는 단가 면에서 어려움을 겪는 경우가 대부분이라 많은 사람이 찾아가 응원해주어야 한다.

자연식 식당 등은 강연 뒤 모임 장소로 이용하는 경우가 많으므로 가족이 외식할 때는 조금 다른 종류의 식당을 찾는다.

개인적으로 야생 고기 지비에gibier와 와인을 좋아해서 프렌치와 이탤리언 메뉴를 즐긴다. 한식도 꽤 좋아한다. 고기를 채소에 싸 먹는 한식의 방식은 과거 수렵이나 원주민의 식생활과도 통하는 면이 있다. 고기만이 아니라 채소도 함께 섭취하므로 매우 바람직하다.

일식으로는 소바 전문점을 주로 찾는데, 집에서는 튀김을 하지 않는 불문율이 있어서 튀김집도 가끔 찾는다.

집에서 튀김을 하지 않는 이유는 기본적으로 프로가 만드는 것이 맛이 단연 훌륭하기 때문이다. 아무리 좋은 기름을 사용해도 온도 조절 등 뛰어난 완성도를 내기가 매우 어렵다.

따라서 우리는 좋은 기름으로 제철에 난 맛있는 재료를 잘 튀겨주는 식당을 즐겨 찾고 있다.

방사능을 비롯한 사회독을 염려해 외식은 일절 하지 않는다는 신경질적인 분을 가끔 만나는데 그렇게까지 하는 것은 노이로제에 가

깎지 않을까 생각한다.

　물론 안심할 수 있는 식재료로 만드는 집밥도 좋지만 튀김이나 프렌치 요리와 같이 집에서는 좀처럼 솜씨를 발휘하기 힘든 프로의 맛도 있다. 돈이 아깝다는 분이라면 식도락의 관점에서 생각해도 좋지 않을까. 개인적인 소견으로는 이런 지출보다 TV 수신료나 신문 구독료, 의료보험비와 담뱃값, 약값과 과도한 건강검진을 받는 비용부터 다시 생각해보는 것이 좋다는 주의다.

　영양과 사회독이라는 일면으로만 전체 식생활을 본다면 즐겁고 단란해야 할 가족의 식사 시간이 무미건조해진다. 모처럼 좋은 날을 위한 외식에는 가족이 함께 식도락의 행복을 한껏 만끽하길 바란다!

아이의 아침은 'MEC 식단'으로

"따님의 식사에는 어떤 점을 신경 쓰십니까?" 하는 내용도 강연에서 자주 나오는 질문 중 하나다.

딸이 갓 태어났을 때는 지금처럼 사회독에 대한 지식 수준과 관심이 그리 높지 않았으므로 첫 이유식 때는 시판하는 이유식을 몇 종류 사놓고 아이가 본능적으로 좋아하는 맛을 골라준 적도 있다.

현재 6세인 딸에게는 **기본적으로 어른과 같은 음식을 먹인다**. 밥은 현미 100%인데 곡물만 먹으면 충치가 생기기 쉬우므로 무리하게 밥을 주지는 않는다. 집에서 저녁 식사를 하는 경우 아예 밥을 내놓지 않는 경우도 있다.

편식은 하지 않으나 채소 중에는 아이의 미각에 맞지 않아 먹지 않는 것도 있으므로 먹을 수 있는 것만 준비해주고 육류는 좋아하므로 많이 먹도록 한다.

아침 식사는 우리 부부는 먹지 않으나 한창 성장기에 있으므로 딸은 챙겨준다.

MEC 식단이란 앞에서도 설명했듯 '고기(Meat)' '달걀(Egg)' '치즈(Cheese)'의 머리글자를 딴 것으로, 이들 식품을 적극적으로 섭취하는 식사법을 말한다. 고단백, 고지방으로 밥이나 빵 등의 탄수화물(당질)을 억제하는 식사다.

다만 우리 집은 우유를 비롯해 유제품의 경우 가볍게 버터에 볶는 정도만 허용하고 프로세스치즈나 요구르트 등은 피하므로 'C'는 해당되지 않는다. 그러므로 'ME 식단'이라고 해야 할 것이다.

그런 이유로 일반적으로 첨가물이 없는 소시지와 달걀, 과일 정도를 차려준다. 물론 전날 저녁에 먹다 남은 것이나 된장국에 현미밥을 주는 경우도 있다.

빵은 국산 밀을 자연재배하는 분이 만든 제품을 구입한 날에만 간간이 주는 정도다.

평일 점심은 유치원에서 먹는다. 유치원 측에 우유와 과자류를 주지 않는 우리 집 방침을 일단 알려주긴 했으나 선택은 딸에게 맡기고 있다.

평소 충분히 우유와 설탕의 해에 대해 설명해 딸은 유치원에서 자발적으로 우유와 과자를 먹지 않는다고 한다.

'몸에 나쁘니까 안 먹을래' 하고 말하는 아이로 키우기

"아이가 단것을 먹지 않도록 하려면 어떻게 해야 합니까?"라는 질문을 자주 받는데 이는 부모가 아이에게 단순히 "안 돼"라는 말만 하기 때문이다.

어째서 우유와 단 음식을 먹으면 안 되는지 **충분히 설명하면** 아이 **스스로 '먹지 않겠다'**는 분명한 선택을 한다. 그리고 부모의 실천 여부도 매우 중요하다. 커뮤니케이션이 충분히 이뤄지지 않아 어째서 먹으면 안 되는지 납득하지 못했기 때문에 아이가 나쁜 음식을 찾는 것이다.

엄마의 친구나 친척으로부터 아이의 과자 선물이 들어온 경우 어떻게 해야 할지 곤란하다는 고민도 흔히 듣는다. 이때 어째서 몸에 좋지 않은지 잘 알고 있다면 아이들은 매우 솔직하므로 "과자는 몸에 좋지 않아서 먹지 않아요" 하고 적극적으로 거부 의사를 밝힐 것이다.

우리 딸도 "독이라서 먹지 않아요" 하고 분명히 거부 의사를 밝히므로 나는 집 밖에서 이루어지는 딸의 식생활에 대해 그리 걱정하지 않는다.

집이든, 외식하는 식당이든 단것을 딸에게 주는 일은 없으며 생일과 같이 축하할 일이 있는 날에는 약간의 타협을 해서 설탕류와 우유가 들어 있지 않은 케이크를 준비한다.

평소 간식으로는 오징어나 다시마 초절임, 멸치 등 건어물, 견과류, 볶은 현미, 무농약 과일 등을 주는데 본인은 대개 만족하고 있다.

저녁 식사는 주로 가족이 함께 하는데 딸만을 위해 어린이용 특별 메뉴를 준비하는 경우는 거의 없다. 다만 현재 우리가 도쿄에 살고 있는 관계로 방사능 문제로 인한 해독을 고민할 필요가 있다. 따라서 **마그네슘과 칼륨, 규소 등을 보충하는 목적**으로 천연 간수나 규소 용액 등을 된장국, 전골, 수프, 오코노미야키 등을 만들 때 숨은 양념으로 살짝 첨가하곤 한다.

떠벌릴 정도로 대단한 식습관 교육은 하고 있지 않으나 "뭐든 잘 먹고 남기지 마라" "떨어진 음식도 주워 먹어라" 하는 정도는 가르치고 있다. 음식은 함부로 다뤄서는 안 되며 소중히 그리고 감사하며 먹어야 한다. 이것이 우리 식생활의 기본이다.

춘하추동의 맛 :
봄 키워드 '쓴맛'

두릅, 유채나물, 죽순, 머위나물……. 산나물을 비롯해 쓴맛이 나는 봄나물을 개인적으로 매우 좋아해서 이 계절엔 꽤 많이 먹는다. 고기와 함께 볶거나 죽순은 삶아 먹고 외식할 때는 튀김으로 먹는다. 술 안주로도 좋아서 그야말로 어른의 맛이라 할 수 있다.

예로부터 "봄 그릇에는 쓴맛이 넘치네"라는 말이 전해진다. 이미 오래전부터 우리 조상은 **봄나물의 쓴맛과 향이 심신을 자극하고 활성화시킨다**는 사실을 잘 알고 있었다.

실제로 봄나물은 해독 작용과 항산화 작용이 매우 뛰어나며, 겨울 동안 쌓인 노폐물을 배출하고 더운 계절을 대비해 몸과 마음을 생기 있게 만들어준다.

봄나물 특유의 쓴맛 성분에는 비타민 C와 항산화 작용이 있는 폴리페놀 외에도, 신진대사가 원활하지 않은 겨우내 쌓인 노폐물을 배출해주는 알칼로이드 성분이 들어 있다. 디톡스 효과가 있는 알칼로이드는 일종의 독극물 성분이라 대량 섭취하면 중독을 일으키지만 보통의 식사에서라면 문제없다.

동양의학의 관점에서 말하는 '음양오행설'을 보면 음식에도 음과 양이 있고 5가지 맛(오행 五行)으로 분류된다. 그리고 체내로 들어가는 오미五味는 각각 오장육부에 작용한다고 한다.

오미와 각기 작용하는 장기는 다음과 같다.

- 신맛 / 간장, 담낭
- 쓴맛 / 심장, 소장
- 단맛 / 췌장(소화기계), 위
- 매운맛 / 폐, 대장
- 짠맛 / 신장, 방광

이 중에서 신맛과 단맛, 매운맛, 짠맛은 계절에 관계없이 섭취하기 쉽지만 **쓴맛은 역시 봄이 제격**이 아닌가 한다.

봄나물은 제철 맛을 느끼게 하는 장점도 있지만 식물이 가진 자연의 효능과 오행의 흐름을 따른다는 점에서도 좋은 음식이다.

눈이 녹아가는 땅속에서 작지만 힘 있게 싹을 틔워내는 모습에서 누구나 굳센 생명력을 느끼는 것은 식물 본연의 강한 힘을 잘 알고 있기 때문일 것이다.

춘하추동의 맛 :
여름 키워드 '몸을 식힌다'

봄에 이어 여름에도 제철 채소를 즐겨 먹는다. 색과 맛이 강한 것이 많은 것도 좋아하는 이유의 하나이나 무엇보다 내가 더위를 타는 체질이라는 점이 가장 큰 이유이다.

여름 채소는 달아오른 몸을 식혀주는 작용을 하며, 더불어 여름을 타지 않고 스태미나가 증진되도록 조절하고 더위로 빼앗긴 비타민 C를 보충해주는 등 효능이 다양하다.

사실 제철에 먹는 것이 가장 좋다는 것을 알고 있지만 가지와 오이, 토마토 등의 여름 채소는 사철 슈퍼마켓에서 구입할 수 있으므로 더위를 많이 타는 체질을 다스리기 위해서도 나는 계절에 관계없이 꽤 먹고 있다.

동양의학에서는 **몸을 차게 하는 채소는 따뜻한 지역에서 여름에 수**

확하는 것이 많고, 몸을 따뜻하게 하는 채소는 추운 지역에서 겨울에 수확하는 것이 많다고 한다.

그리고 위를 향해 자라는 채소는 몸을 차게 하는 종류가 많고, 반대로 아래를 향해 자라는 채소는 몸을 따뜻하게 하는 종류가 많다. 외향적이 되는 계절과 내향적이 되는 계절의 차이가 채소의 성장 방식에서도 나타나는 듯하다.

더불어 여름은 앵두를 시작으로 멜론, 수박 등 다양한 종류의 과일이 풍성하게 나오는 계절이지만 나는 과일을 거의 먹지 않는다. 개인적으로 술을 즐기는 것과 평소 단것을 먹지 않는 것이 이유이나, 근본적으로 요즘 과일에 단맛이 너무 많아 괴롭다.

오히려 해외에 나갈 때는 과일을 잘 먹는 편이다. **농약 사용 기준치가 일본보다 외국이 단연 엄격하다**는 점과 일본 과일과 달리 자연의 새콤달콤한 맛이 살아 있기 때문이다.

우리의 경우 과일은 달아야 잘 팔리는 소비자의 기호에 맞춰 점점 당도를 높이는 쪽으로 품종을 개량하고 있는데 이것이 맞는 것인지는 생각해볼 일이다.

땀이 많이 나고 지치는 무더위에 달콤하고 새콤한 과일이 입안에 들어오면 온몸에 청량감이 퍼진다. 요사이 당도 높은 과일이 얼마나 그런 시원함을 줄 수 있을지 나로서는 의문이다.

춘하추동의 맛 :
가을 키워드 '야생 고기'

'식욕의 계절'이라는 말마따나 이때는 맛있고 영양가도 높은 식품이 풍성하다. 안으로 움츠러드는 겨울을 앞두고 영양을 비축하는 시기이기도 하다.

가을에서 겨울에 걸쳐 놓칠 수 없는 것이 바로 야생 고기, 프랑스 식도락에서 말하는 '지비에gibier'이다. 사슴고기, 말고기, 양고기는 기본. 멧돼지에 개구리, 메추라기, 당나귀, 꿩 등은 아무래도 가정에서 먹기 힘들므로 프렌치 레스토랑 같은 곳에서 외식을 통해 즐기곤 한다.

가축과 달리 야생에서 자란 조수의 고기는 근육질에 지방이 적으며 고단백, 고미네랄, 저칼로리이다. 동맥경화를 막는 리놀렌산과 철분이 풍부한 것도 특징이다. 이 시기 제철인 버섯과 더불어 야생 고기는 방사능에 취약하므로 산지를 잘 골라서 인터넷을 통해 대량 구입한 뒤 냉동 보관해 이른 봄까지 먹곤 한다.

외국산도 먹지만 사료와 사육 방식을 엄격히 제한한 국산을 즐겨 먹는다.

"야생 고기는 냄새가 역겹다"는 분도 간혹 계신데 이는 **화학물질이 들어 있기 때문**이다.

자연의 야생 고기나 사육 방식이 제대로 된 것은 축산 소, 돼지, 닭으로는 만족할 수 없는 특별한 맛이 느껴진다.

예를 들어 말고기는 비육 단계에서 투약하는 일이 거의 없다. 말은 되새김질을 하지 않기 때문에 내장이 민감하여 항생물질이나 호르몬제 등을 투약하지 못하며 결과적으로 거의 약품에 노출되지 않는다. 안전성의 의미에서도 말고기는 추천할 만하다.

또 식단이 늘 패턴화되어 있다고 고민하는 분에게도 야생 고기가 좋은 선택이 될 수 있다. 평소 먹는 고기 종류를 몇 가지 바꾸는 것만으로 변화가 크기 때문이다.

야생 고기는 육질이 강하므로 석쇠 구이나 소테(기름이나 버터에 굽는 요리 방식-옮긴이)를 해 후추, 소금만 약간 더하는 정도로 충분히 재료의 맛을 즐긴다. 말고기나 사슴고기는 가볍게 겉만 불에 그을려 익힌 뒤 샐러드 등으로 먹어도 좋다.

최근 여유로운 생활을 즐기고자 작은 텃밭을 가꾸고 낚시를 시작해볼까 생각하고 있다. 이런 흐름이라면 야생 고기를 좋아하는 사람으로서 수렵까지도 할 수 있겠으나 아무래도 총을 쏘는 것만큼은 내키지 않는다. 동물이 우리에게 소중한 생명을 주는 것에 감사하며 맛있게 먹는 정도가 좋지 않을까 한다.

춘하추동의 맛 :
겨울 키워드 '전골'

 맛있는 육수로 맛을 낸 심플한 전골에 샤부샤부, 스키야키, 두부 전골, 김치 전골, 탄탄 전골(고추기름으로 매콤하게 맛을 낸 고기 육수에 으깬 땅콩, 볶은 돼지고기 등과 자신이 좋아하는 재료를 넣어 전골로 만든 요리 -옮긴이), 타진 냄비 전골 등 겨울이면 집에서 전골 요리를 매우 즐겨 먹는다. 만드는 것도 간단하고 채소와 고기, 생선을 충분히 섭취할 수 있기 때문이다.
 수용성 비타민이 많은 배추와 당근, 브로콜리 등은 데치면 비타민이 물에 녹지만 **전골의 경우는 육수나 국물을 함께 먹기 때문에 영양소를 남김없이 섭취할 수 있다.**
 앞에서도 언급한 바 있는데 타진 냄비의 경우는 찜기이므로 수용성 비타민도 그다지 녹지 않는다. 재료가 한층 맛있게 느껴지므로 자연농의 맛있는 채소가 다양하게 갖춰진 날에는 타진 냄비를 활용하고 있다. 당근이 마치 디저트처럼 달콤하게 느껴져 소스 없이 얼마든지 먹게 된다.

참고로 시금치와 양배추, 토마토 같은 '지용성 비타민'이 풍부한 채소는 기름과 함께 섭취함으로써 비타민 흡수율이 높아지므로 기름을 사용한 요리가 바람직하다.

전골이 보글보글 끓고 있는 가정의 모습은 마치 겨울의 풍물시처럼 정겹게 느껴진다. 이때 채소와 고기, 생선을 제대로 된 좋은 것으로 준비하는 것만으로도 평소와는 차원이 다른 맛을 느낄 것이다. 단, 이때 식품첨가물이 듬뿍 들어간 시판 소스를 함께 내는 일만큼은 절대 피한다.

나의 평소 식사 메뉴를 공개합니다

다음은 평소 가정이나 모임 등의 식사 자리를 촬영한 사진과 내용을 소개할까 한다.

평소 식사에 까다롭게 고민하거나 정성을 들이지 않는다는 사실을 알게 될 것이다. 의외라 생각하는 부분도 있을 것이다. 그러나 이것이 나의 진짜 식단이다.

새우와 바지락 토마토소스 파스타

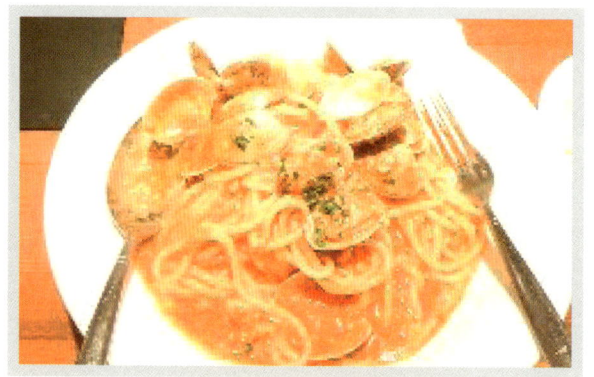

내가 만든 파스타다. 파스타는 '오사와 재팬'의 오가닉 파스타이고 토마토소스 역시 오가닉 제품을 사용하고 있다. 한때 전립분 파스타을 쓴 적이 있으나 씹는 맛이 좋지 않아 포기했다. 식사는 단순히 영양만의 문제가 아니니까. 어패류 중에서도 나는 조개와 새우 등 홀푸드 감각으로 통째로 먹는 종류를 좋아한다. 마무리로 치즈를 약간. 🍴

※ 오사와 재팬 : 매크로바이오틱 식품 회사 www.ohsawa-japan.co.jp

파프리카와 브로콜리 볶음
사슴고기 스테이크 / 양파와 감자 볶음
오크라 참깨 무침 / 가리비 샐러드

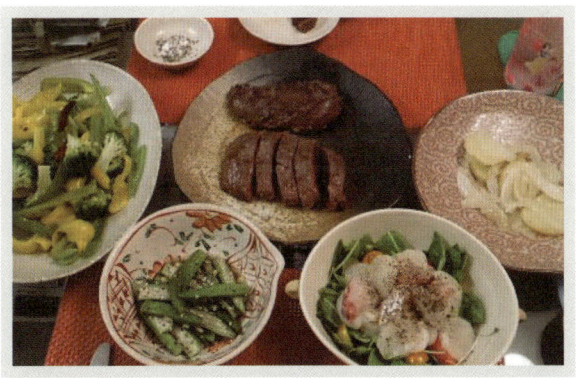

아내와 딸, 셋이 함께 하는 일상적인 저녁 식탁 풍경이다. 고기와 생선, 채소가 풍성하다. 나는 감자류를 좋아하지 않아 오른쪽의 '양파와 감자 볶음'은 딸을 위한 메뉴다. 오크라와 양파 등의 채소는 무비료, 무농약의 자연농 채소다. 스테이크가 소고기나 돼지고기 같은 가축이 아니라 사슴고기라는 점에서 나의 식도락 기호를 간파할 수 있을 것이다. 사슴고기는 고단백에 철분 함유량이 높아 건강식품으로 추천한다. 권투 선수의 체중 감량에도 좋다고 한다.

오크라와 가지 무침
가리비와 큰실말 샐러드
돼지고기와 방울토마토 주키니 호박 볶음

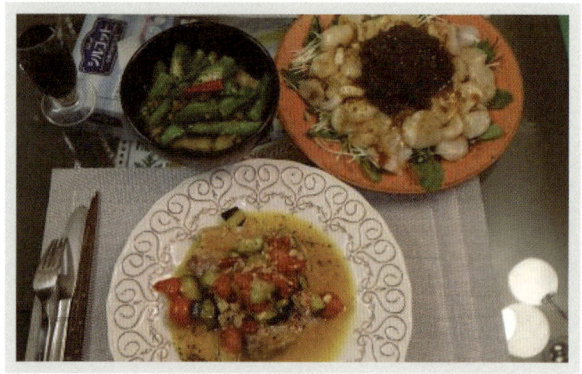

돼지고기는 히라타목장의 제품. 병원 직원들과 공동으로 대량 구매해 냉동 보관해둔다. 주키니 호박은 규슈 지방에서 자연농법을 실천하는 농가에서 구입한 것이다. 오크라와 큰실말은 무코다당류라 매우 즐겨 먹는 식품이다. 가리비는 아내가 좋아해서 이것 역시 식탁에 자주 오른다. 드레싱은 직접 만들어 먹으며 주로 들기름과 간장을 섞어서 만든다.

※ 히라타목장(平田牧場) : 돼지고기 생산에서 가공, 유통, 판매를 모두 맡아 하는 식품회사. 전국에 걸쳐 제품을 파는 상점과 자사 돼지고기를 이용한 다양한 요리를 내는 레스토랑을 열어 돈가스 등의 맛집으로도 이름을 떨치고 있다. www.hiraboku.info

버섯과 파를 넣은 키슈
고등어 마리네이드
소고기 스테이크에 마늘 칩과 가지 볶음

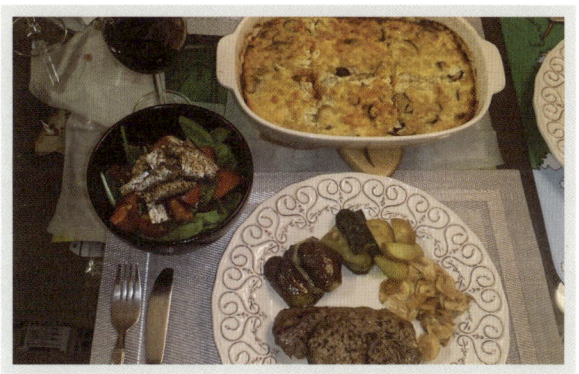

생선은 몸집이 작은 종류나 등 푸른 생선을 중심으로 먹으므로 고등어도 자주 식탁에 올라온다. 우리는 우유를 먹지 않으므로 키슈에도 사용하지 않아 거의 달걀 구이에 가깝다. 나는 아내가 만들어주는 수제 키슈를 매우 좋아해서 곧잘 청하곤 한다. 달걀은 매우 엄선해서 주문하며, 이날의 고기는 소고기다. 날고기에 가까운 상태로 먹는 것을 즐겨 굽는 정도는 레어로 한다. 좋아하는 레드 와인이 술술 넘어간다. 🍴

※ 키슈(quiche) : 달걀, 치즈, 햄, 채소 등을 넣어 굽는 식사용 파이.

가다랑어 다타키
순무잎 무침 / 모둠 회
돼지고기와 가지 된장 볶음
그린 빈스 버터 볶음

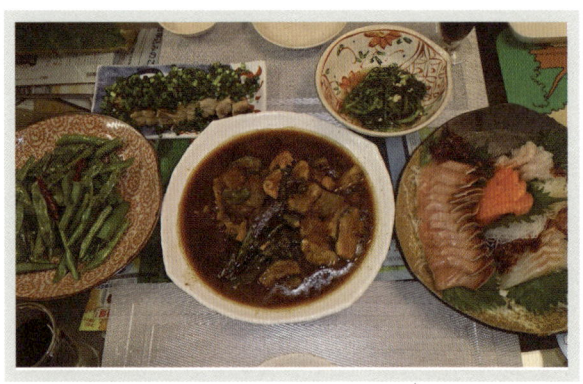

가다랑어와 회는 잘라놓은 것을 구입했다. 슈퍼에서 회를 구입할 때는 함께 곁들여주는 채소나 해조류를 먹지 않는다. 도쿄에서도 찾아보면 좋은 생선을 파는 가게를 찾을 수 있다. 그런 슈퍼마켓 생선 코너에서 규슈에서 잡힌 자연산 생선을 구입한다. 그린 빈스는 자연농 농가에서 주문한 것이다. 🍴

※ 다타키(タタキ) : 일식에서 볼 수 있는 요리 방법으로 두 가지가 있다. 먼저 생선 등을 잘게 다져 된장이나 꾸미를 위에 얹어서 먹는 방식과 또 하나는 고기 등을 덩어리째 불에 그을리거나 물에 살짝 데쳐 겉은 익히고 속은 날것 그대로 먹는 방식이다. 여기서는 후자.

말고기 샐러드
오믈렛
베이컨과 주키니 호박 파스타

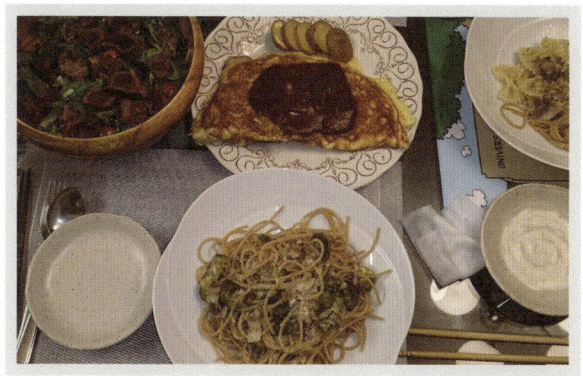

이날의 저녁 메뉴는 모두 내가 요리한 것이다. '샐러드에 말고기!?' 하고 생소하게 느끼시는 분이 많을 것이다. 말고기를 다타키 느낌으로 가볍게 겉만 살짝 구웠다. 그리고 여기는 나와 있지 않지만 말 육회도 우리 집에서는 즐겨 먹는다. 파스타에 들어간 베이컨은 무첨가·무발색 제품을 이용했다. 풍미를 위해 가볍게 파르메산 치즈를 뿌렸다. 달걀은 최상의 제품이라 꽤 고가이다. 오믈렛에 얹은 소스도 과당포도당 등이 들어 있지 않은 무첨가 제품이다.

흰 살 생선과 순무와 브로콜리 샐러드
굴과 생선 이리 버터 볶음
크레송을 곁들인 사슴고기 구이
뼈가 붙어 있는 양고기와 주키니 호박 소테

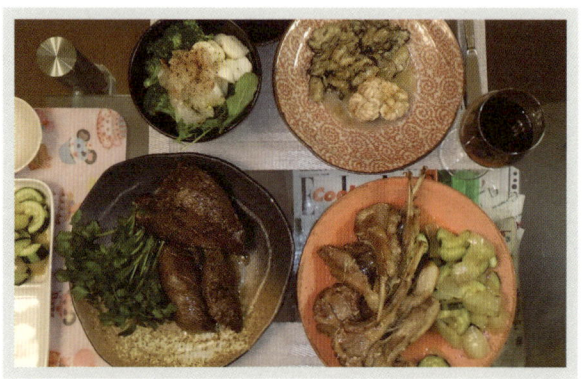

와인이 더 맛있게 느껴지는 야생 고기 메뉴이다. 치즈를 비롯해 우리 집에서는 유제품을 기본적으로 먹지 않는 방침이나 버터와 함께 풍미를 내주기 위한 파르메산 치즈만은 기호품으로 간간이 사용하고 있다. 이것저것 양념을 넣지 않아도 고소한 버터에 가볍게 볶은 소테의 맛은 훌륭하다. 굴은 히로시마산, 양고기는 슈퍼마켓에서 일반적인 제품을 구입했다. 흰 살 생선은 자연산 도미다. 순무는 무농약 제품이지만 크레송과 브로콜리는 슈퍼마켓에서 구입해 농약 세정제로 세척했다.

돼지고기 된장국 / 깨소금을 얹은 현미밥
매실 장아찌 / 방어 양념장 구이 / 바지락 술찜
잔멸치와 파 가다랑어포 무침 / 참마 간 것

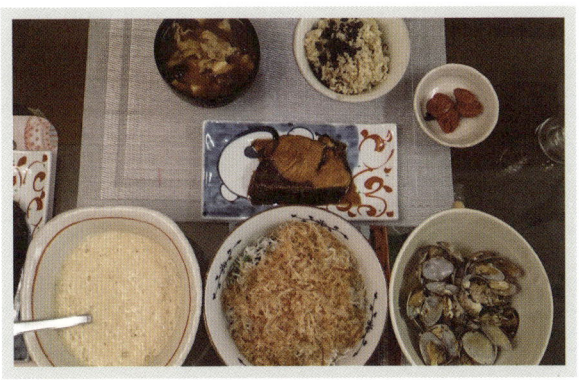

일주일에 1번 정도는 밥을 올리는 전통 식단도 즐긴다. 모두 밥이 꿀처럼 느껴지게 하는 메뉴로 차렸다. '잔멸치와 파 가다랑어포 무침'은 개인적으로 내가 매우 좋아하는 메뉴로 간장을 뿌려 잘 섞은 뒤 먹는다. 파는 무농약 제품일 때가 있는가 하면 그렇지 않을 때도 있으며 잔멸치는 상등품을 골랐다. 이대로 먹어도 좋고 밥 위에 얹어서 먹어도 맛있는 간단한 메뉴이다. 바지락은 국산으로 동해(일본해) 쪽에서 잡은 제품, 현미는 무농약, 무비료로 밥 위에 깨소금을 뿌려냈다. 매실 장아찌는 무비료, 무농약의 4년산 제품이고, 참마는 슈퍼에서 구입했으나 산지를 가려서 골랐다. 매실 장아찌 등의 절임 채소류는 밥을 먹을 때 특히 즐긴다.🍴

오코노미야키

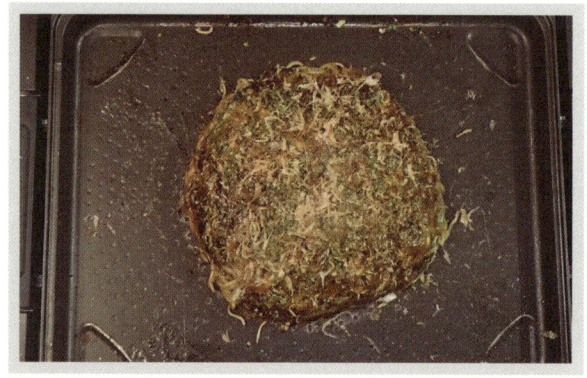

오코노미야키를 만드는 것은 간사이 지방 출신인 나의 일이다. 이때는 건강에 좋은가 나쁜가는 따지지 않는다.(웃음) 마요네즈는 마쓰다노마요네즈를 사용한다. 반죽은 국산 무농약 전립분과 밀가루의 비율을 반반으로. 야키소바를 넣는 것을 즐기는데 이는 시판 제품이다. 함께 들어 있는 소스는 사용하지 않는다. 특이한 것은 '규소'와 '천연간수' 용액을 재료에 함께 섞는 것이다. 이것은 방사능 방재 대책의 일환이다. 맛이 강해 잘 먹지 않는 식품도 이렇게 여러 재료 속에 섞으면 부담 없이 즐길 수 있다.

※ 마쓰다노마요네즈(松田のマヨネーズ) : 풀어서 키운 건강한 닭이 낳은 신선한 달걀과 제조법을 엄격하게 지킨 사과 식초, 설탕 대신 국산 벌꿀을 사용하는 등 원료를 엄선해 만드는 것으로 알려진 마요네즈 브랜드.

포토푀
닭똥집 아히요
참마 오믈렛
두부 채소 구이

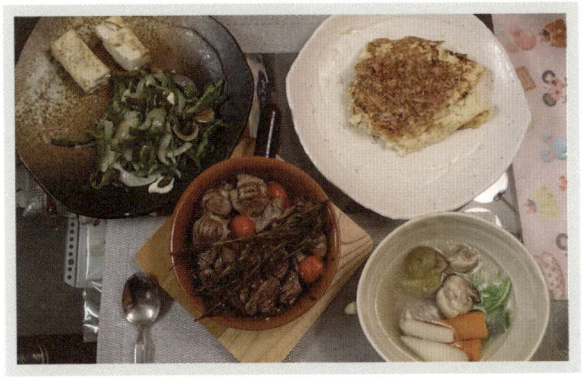

아히요는 내가 좋아하는 요리 중 하나로 외식할 때 자주 즐긴다. 이날은 아내가 만들어주었다. 오가닉 올리브 오일과 국산 유채씨를 압착한 유채유 등을 사용한다. 닭똥집은 슈퍼마켓 제품이며 포토푀의 채소는 무농약, 닭고기도 자연식품점에서 구입했다. 포토푀에도 규소 용액과 천연 간수를 약간 넣었다. 이날도 참마 등 무코다당류를 메뉴에 넣었다.🍴

※ 포토푀 : 고기와 채소 등을 푹 끓여낸 프랑스 가정식 수프
※ 아히요(ajillo) : 마늘이라는 뜻의 스페인어로 올리브 오일과 마늘을 넣어 조리는 대표적 타파스 요리.

연근 볶음
닭고기와 배추 조림
해산물 채소 샐러드
당근과 너츠 샐러드

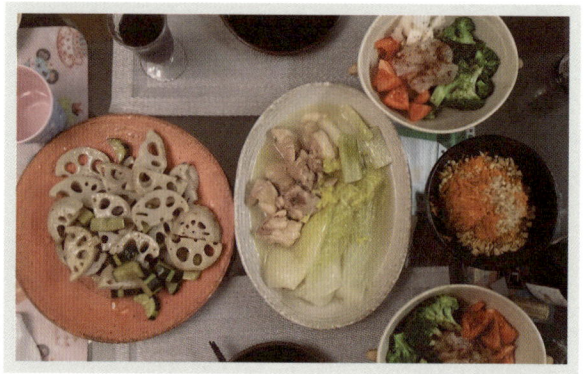

이날은 채소를 중심으로 한 식단이다. 메뉴에서 특별히 지적할 것은 '당근과 너츠 샐러드'이다. 당근은 무비료, 무농약 제품. 너츠류는 아이 간식으로도 좋은데 항노화와 항암에 효과적인 식재료이다. 연근은 폴리페놀을 함유하고 있어서 면역력을 높이는 효과가 있다. 배추와 브로콜리는 슈퍼마켓에서 구입한 것이고 닭고기는 자연식품점 제품이다.

샐러드와 파스타, 콩고기 등의 플레이트
현미밥
소시지가 들어간 야채 수프

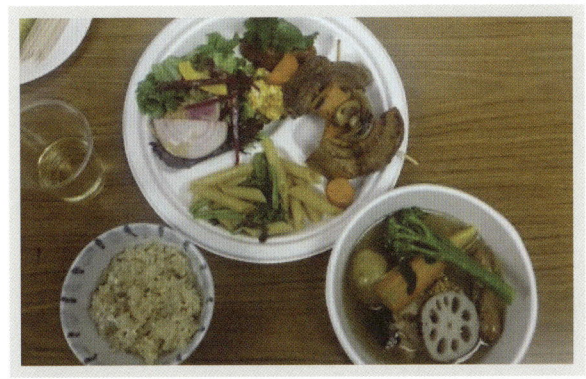

강연 후 이어진 모임에서 나온 점심이다. 해로운 식품 등을 주제로 이야기하는 경우가 많기 때문에 모임에서는 대부분 이렇게 무농약 채소를 사용한 메뉴가 제공된다.

그 외에는 가볍게 이자카야나 멕시칸 식당, 중국집 등을 찾기도 한다. 이렇게 외식을 할 때는 감자 튀김이나 어니언 링과 같이 기름을 대량으로 사용한 메뉴나 고온에서 조리한 음식, 식재료가 불안한 것 등 꼭 피해야 할 것만 자제하는 정도이며 그리 신경질적이지는 않다. 다만 대형 체인점은 의지를 표명하는 의미에서 피하고 있다. 🍴

생굴 / 가리비와 토마토 샐러드
양고기 구이와 주키니 호박

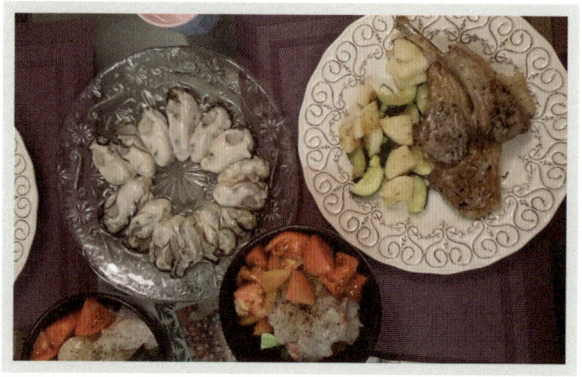

굴과 가리비 등의 조개류는 날로 먹을 수 있는 종류가 많은 것이 장점이다. 물론 양고기도 레어이고 아이가 먹는 것만 미디엄 레어로 구웠다. 굴은 올리브 오일에 소금이나 품질이 좋은 레몬즙을 짜서 곁들인다. 이날 주키니 호박과 토마토 등은 슈퍼마켓에서 구입해 농약을 제거하고 요리했다. 전체적으로 왠지 제대로 된 식사라기보다 술안주에 가까운 구성이다.

닭 튀김 / 양배추와 돼지고기 볶음 / 된장국
잔멸치와 초피 열매 볶음을 얹은 현미밥
절임 채소

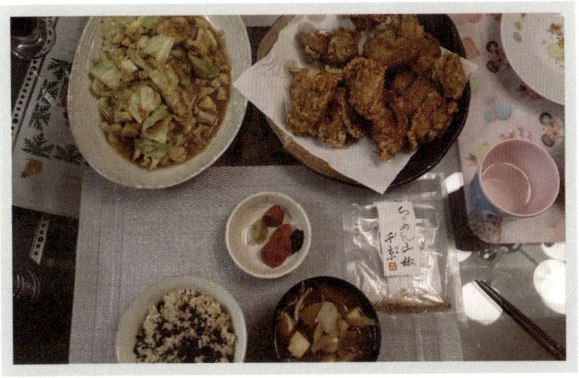

'닭 튀김을 먹는다고?' 하고 깜짝 놀라지 않으셨는지. 네, 먹습니다! 다만 집에서는 거의 튀김을 하지 않기 때문에 이것은 집 인근, 국산 닭만 선별해 까다롭게 요리하는 전문점에서 사 온 것이다. 양배추는 슈퍼마켓에서 구입했고 돼지고기는 히라타목장 브랜드, 매실 절임과 잔멸치 초피 열매는 무첨가의 상등품이다. 된장국에 들어간 뿌리채소류는 무농약 제품이고 현미 역시 무농약이다. 🍴

돼지고기 된장국 / 돼지고기 생강 구이
두부와 푸른 잎채소와 달걀 샐러드
베이컨 파 말이
자색 무 당근 소시지가 들어간 포토푀

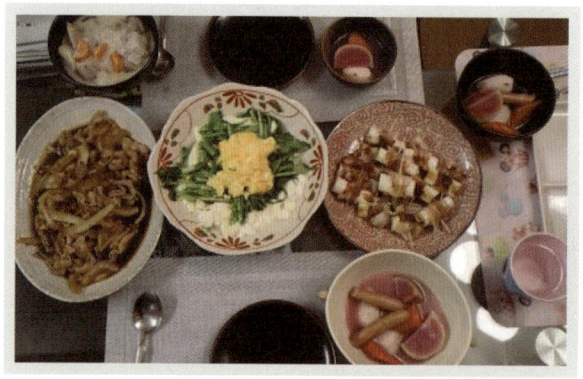

이날 식사에 주로 사용한 것은 히라타목장의 돼지고기와 자연재배한 채소다. 이 자리에서 언급할 것은 무첨가, 무발색 소시지를 사용했다는 것이다. 일반 슈퍼마켓에서 파는 대부분의 햄과 소시지는 첨가물 덩어리다. 포도당과당액당이나 발색제, 착색제, 결착보강제, 유화안정제, 산화방지제, 보존료 등이 줄줄이 쓰여 있다. 진짜 햄, 소시지라면 원재료 표기에 '고기와 소금, 향신료' 정도만 쓰일 뿐 지극히 간단하다. 🍴

우선
나부터
바꿔보자

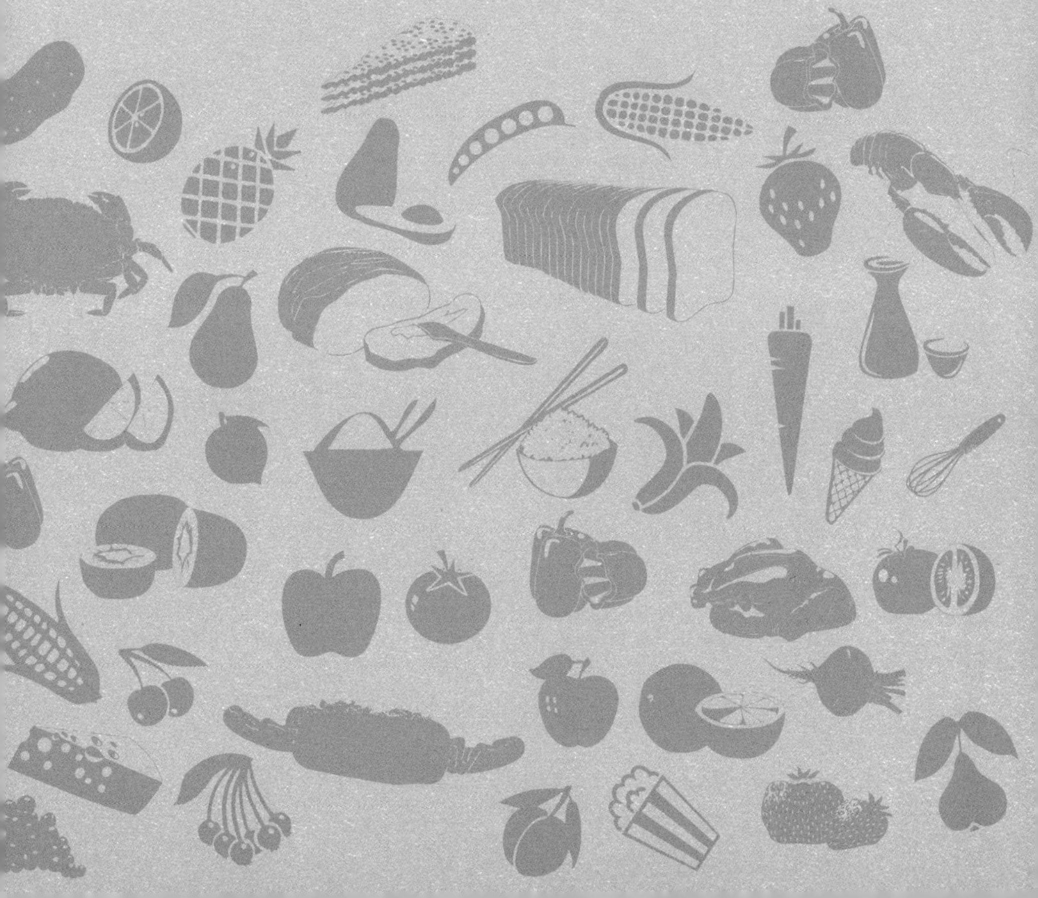

'최악을 배제하는 것'부터 시작해보자

아마 나의 식생활을 보고 '내가 훨씬 더 철저하게 식단을 관리하고 있다'고 생각하시는 분도 꽤 많을 것이다. 부디 앞으로도 생각하는 바대로 지속하시길 바란다.

이런 것은 누가 더 잘하고 못하고 경합할 문제가 아니고, 식품첨가물이 들어 있는 음식을 조금 먹었다고 해서 죄책감에 빠질 일도 아니다.

때로 '건강을 위해서라면 죽어도 좋다'고 할 정도로 영양과 독소에 과도하게 신경 쓰는 건강염려증을 지닌 분을 만나기도 하는데 아무래도 이는 잘못된 것이 아닌가 생각한다. 이런 분들은 대개 겉모습도 기운이 없고 어딘가 부실한 듯 보인다.

본디 식사 자리는 즐거워야 하며, 무엇보다 이 세상을 살면서 유해한 물질과 완전히 무관하게 살아간다는 것 자체가 무리이다.

그러므로 나는 기본적으로 식생활을 비롯해 사회독에 관해서는 '**최선을 다한다**'가 아니라 '**최악을 배제한다**'는 개념을 가지고 있다.

'최대 두 끼만 먹는다' '설탕류는 절대 사용하지 않는다' '외식할 때는 미국산 소와 브라질산 닭과 유제품, 단것은 주문하지 않는다' '튀김으로만 배를 채우지 않는다' '대형 체인 식당은 가지 않는다' '탄수화물만 섭취하지 않는다' 등은 얼마든지 가능한 일이다. 건강을 지키기 위해 따로 돈을 쓰는 것보다 이렇게 최악을 배제하는 사고방식으로 생활하는 쪽이 훨씬 실천하기 쉽다.

사회독이 만연한 오늘날의 환경에서 아무리 최선을 다한다고 한들 100% 피할 수는 없다. 따라서 몸 안에 들어오는 독소를 피하는 것 못지않게 해독하는 것 역시 중요하다. 딸이 먹는 것만큼은 가공하지 않은 순수 자연식품으로만 하고 싶지만 그것에도 역시 한계가 있다. 이를 100% 실천하려면 단순히 식재료만 신경 쓸 것이 아니라 폭넓게 사회를 바꾸는 기개와 행동으로까지 발전해야 한다.

필시 딸이 나중에 낳게 될 아이, 나에게는 손자나 그 후의 자손이 살아가는 세계는 지금보다 건전하길 바란다. 허무주의자였던 나에게 가족이 생기고 딸이 태어남으로써 인생이 완전히 바뀐 것이 지금의 가치관의 토대이며 그로 인해 이렇게 책을 쓰고 강연 활동까지 벌이고 있다.

이 책을 읽는 분들 중에도 가족의 건강을 생각해서 식생활을 개선한 분이 많을 것이다. 사회독이 만연한 이 세상을 바꾸고 싶다고 생각하는 분도 계실 것이다.

그러나 아무리 다른 사람을 바꾸려 해도 변화가 그리 쉽지 않은 것이 문제이다. 그러므로 나는 스스로 변화하는 것부터 시작했다.

무기가 없는 세상을 아무리 꿈꿔도 실제로 무기가 사라지지는 않는다. 빈곤이 없는 세상을 꿈꾸지만 현실은 전혀 그렇지 않다.

그와 마찬가지로 건강한 가족을 아무리 머릿속에 그려도 실제로 건강해지지는 않는다.

어떻게든 되겠지 하는 희망이나 위로, 책 속의 지식 등이 아니라 의지와 행동이 필요한 것이다.

나는 나의 가치관을 바꾸게 해준 가족을 위해 앞으로도 이를 지속할 것이다.

가족과 소중한 사람의 건강을 위해 먹는 음식에 대해 깊이 고민하는 분이라면 우선은 스스로 최악을 배제하는 방법부터 실천하는 것은 어떨까. 그리고 오래전 우리 선조가 먹었던 음식의 기본으로 다시 되돌아가자.

한 사람 한 사람의 실천이 없다면 이 세상에 변화도 없다.

식생활을 되돌아보는 것은 '삶'을 되돌아보는 것

 식생활을 되돌아보는 것은 단순히 식단을 바꾸는 것만의 문제가 아니다. 무엇을 선택하고, 무엇을 어떻게 먹는가를 다시 생각하는 것은 삶 자체를 재고하는 연장선 위에 있다.

 딸이 태어나 문제점에 눈을 뜨기까지 나는 거짓 먹을거리의 맛에 속아 이 세상에 독이 만연하는 데 적극 가담했다. 지금 이렇게 열심히 강연 활동을 지속하는 것은 일종의 참회의 심경이 원동력이 되었다고 해도 과언이 아니다.

 그러나 입장이 어떻게 달라지든 '가족과 더불어 보통의 생활을 할 수 있는 경제적 여유만 있으면 충분하다'는 소박한 마음에는 늘 변함이 없다.

 요사이는 강연 후 모임이나 같은 뜻을 가진 사람들과 식사를 함께 하는 일이 잦아져 딸과 저녁 식사를 즐길 기회가 이전보다 줄어들었다. 아버지로서 미안할 때가 많다.

그럼에도 딸과의 시간을 늘리고 싶어서 식사 모임에 동반하거나 일상적인 병원 진료일엔 퇴근 뒤 반드시 가족끼리 저녁 시간을 가진다.

그런 까닭으로 내게 있어 한 끼 한 끼는 매우 중요하다. 가족과 저녁을 함께 할 때는 아내가 손수 만든 음식을 딸과 함께 나누며 이야기꽃을 피우고, 아내와 와인을 즐긴다. 이런 조촐한 행복만 있다면 엄청난 돈도 권위도 명성도, 심지어 장수조차 필요 없다고 절실히 생각하는 바이다.

식생활을 바꿈으로써 지구를 구한다

앞에서 간간이 옛 선인을 예로 들어 설명했는데 그 시대 사람들도 평화롭고 단란한 가족과의 시간을 소중히 여겼을 것이다. 또 자연의 일부를 매우 감사하게 받아서 먹고 껍질과 뼈까지 남김없이 이용하며 자연과 일체화를 통해 공존했다.

동물 보호 차원에서 육식에 대해 비판하는 문제 이전에 오늘날의 인류는 식재료 폐기와 애완동물 산업과 동물실험, 살처분 등의 문제를 더 시급히 고쳐나가야 할 것이다.

지금의 문명은 갈 길을 잃고 욕망의 화신이 되고 있다. 먹을거리에 관련된 담론은 인류의 근원인 욕망을 내포하고 있다고 할 수 있다. 먹을거리를 되돌아보는 것은 삶을 되돌아보는 것이다. 나아가 국가와 세계, 지구를 되돌아보는 것이기도 하다.

먹을거리를 엄선하고 식사량을 줄이며 질을 높이는 것 그리고 소중한 사람들과 식탁에 마주하는 것. 이는 지구를 원래의 모습으로 되돌리는 아주 작은 첫걸음이 아닐까 한다.

마치며

지금까지 저 우쓰미 사토루의 식단을 공개하고 철학을 말씀드렸는데 어떠셨는지 모르겠다. 어떤 분은 이 정도 수준인가 하는 인상을 받으셨을 것이고, 또 어떤 분은 호화스럽다거나 너무 신경을 많이 쓴다는 인상을 받으셨을 것이다.

그러나 들어가는 말에도 썼듯이 이는 내게 그리 중요한 문제가 아니다. **음식을 먹는다는 것은 영양이나 가짓수보다 중요한 것이 있다**고 생각한다. 그것은 인간으로서, 사회적 동물로서 생명을 연장하는 가장 근본적인 행위이며, 나아가서는 가족과 함께하는 것이고 동료와 관계를 맺는 것이다.

부모님에게 특별히 부탁하고 싶은 것은 **아이를 위해 손수 음식을 만드는 횟수를 늘리라는 것**이다. 그리고 단란한 식사 분위기를 소중히 생각해달라는 것이다.

물론 늘 집에서 직접 만든 음식을 먹을 필요는 없다. 때로는 외식을 즐겨도 좋다. 이때는 건강한 식당을 엄선하는 것이 음식을 맛있게 즐길 수 있는 방법이다. 친구와 식사를 할 때도 이는 당연한 일이며 연인 역시 마찬가지다.

예전엔 술자리를 통해 교감을 넓힌다는 뜻으로 '술케이션(술자리 + 커뮤니케이션의 합성어-옮긴이)'이라는 말이 있었다. 최근엔 이것도 사어가 되었다. 유감이 아닐 수 없다.

식사는 남기지 않고 먹는 것이 중요하다. 물론 지금까지 거듭 말씀드렸듯 가공식품을 사용하고, 공장에서 완제품으로 나온 음식이나 편의점 도시락으로 끼니를 때운다면 당연히 육체뿐만 아니라 정신적으로도 건강이 무너진다. 진정으로 아이를 생각하는 마음이 있다면 정크 푸드만이 아니라 패밀리 레스토랑도 발길을 끊게 된다.

안전한 먹을거리에 대한 관심이 커지면 자가 재배 등을 통해 직접 채소를 키워보는 일에도 관심이 높아지며, 일상에서 전자레인지를 사용하는 일도 없어진다.

안타깝게도 오늘날 일본의 먹을거리는 세계 최저 수준으로 떨어졌다. 이는 일본인이 올바른 먹을거리에 대해 세계 최고로 무관심하다는 증거이다.

그 요인의 하나로 가족과 대화하는 시간이 적다는 것, 친구와 대화하는 시간이 짧다는 것이 있지 않을까 생각한다.

말하자면 비단 식사 시간만이 아니라 늘 대화와 소통을 해야 하는

데 오늘날은 이것이 원활하지 않다. 그 결과가 최저 수준의 먹을거리로 나타나며, 나아가 정치, 경제가 내리막길로 이어진다고 생각한다.

식사하는 동안은 TV를 보지 말아야 한다. 가족, 친구, 애인과 소통하며 다양한 사회문제에 대해 이해를 넓히거나 서로 새로운 정보를 나누고, 더불어 안전한 먹을거리에 대해서도 의견을 교환한다.

또 안전한 먹을거리가 맛있다는 사실도 함께 이해하고 공유해보자. 아이에게도 설탕과 우유 등에 대해 단순히 안 된다고만 할 것이 아니라 어째서 안 되는지를 차근차근 알려준다. 할머니와 할아버지 세대의 음식 문화도 좋은 대화의 주제가 될 것이다. 식탁이라는 공간은 단순히 먹는 자리의 의미만이 아니라 그런 광의를 가지고 있다.

또 식탁은 중요한 가정교육의 장이기도 하다. 젓가락 사용법부터 먹는 법, '감사히 먹겠습니다'의 의미, '잘 먹었습니다'의 의미, 음식을 남기지 않고 먹는 것의 의미와 같은 것을 생각하는 것은 건강한 삶으로 이어지며, 감성을 한층 풍부하게 만들어준다.

나는 강연에서 나라를 바꾼다면 그것은 바로 엄마들이 변화의 가장 큰 주역이라고 말한다.

이는 요리를 하는 주역이 엄마이기 때문이며, 아이에게 먹을거리의 안전을 전하는 사람이 엄마이기 때문이며, 아이를 지키기 위해 맨 처음 눈을 뜨는 사람도 엄마이기 때문이다. 따라서 엄마가 가정교육의 의미를 정확히 인식하고 있기를 바란다.

남성의 경우에는 직접 음식을 만들어보길 권한다. 어떤 요리든 상관없다. 주부의 수고와 요리의 어려움, 자신이 먹는 것이 어떤 것인가를 본질적으로 이해하는 데 큰 도움이 된다.

오늘날은 남성들이 그럴 여유조차 없다. 매끼 주어진 식사로 적당히 위장을 채우고, 주어진 업무만 하는 사람들이 대부분이다.

이들에게 건강이네 예방이네 하는 말은 탁상공론에 불과하다.

사실 안전하고 맛있는 요리를 먹는 데 그렇게 많은 돈이 필요한 것도 아니다.

직접 만들면 비용이 줄고, 여기에 두 끼 식사가 습관화되면 식비도 절약되며, 안전한 먹을거리가 생활화되면 병원을 들락거릴 필요가 없다. 또 식사하는 동안 가족과 소통이 이뤄지면 사회생활도 한층 안정된다.

식사를 단순히 때우는 개념이 아니라 얼마든지 풍부하게 만들어 갈 수 있다는 사실을 많은 분이 깨닫길 바란다.

나 역시 예전엔 먹을거리에 대해 무관심한 편이었다. 이를 맨 처음 깨닫게 해준 사람이 아내이고, 어느덧 이제는 영양과 독성 물질의 관점에서 내가 한층 전문적이 되었다. 이 모든 것이 일상적인 식사 시간의 대화에서 비롯되었으며 지금 이렇게 책을 쓰기까지 성장할 수 있었다.

우쓰미 사토루의 식탁에 단순히 어떤 식재료가 올라왔는가 하는 것이 아니라 어떤 과정을 거쳐 어떤 개념으로 차려지는가 하는 관점에서 봐주신다면 분명 여러분에게 한층 도움이 되리라 생각한다.

우쓰미 사토루

주요 식품 판단 기준 일람표

본서에서 언급한 주요 식품의 판단 기준을 정리해보았다.
절대로 나쁘다거나 절대로 좋다고 하는 기준이 아니다.
가급적 피하면 좋고, 가급적 선택하면 좋다는 정도로
이해하면 좋겠다.
상품을 구입할 때 참고가 되었으면 하는 바람이다.

- 물
  - ▲ 초산성 질소 등이 적은 미네랄워터, 염소와 알루미늄과 납을 제거하는 정수기로 처리한 수돗물.
- 설탕
  - ✖ 백설탕, 흑설탕, 사탕무당, 사탕수수당, 정제당, 벌꿀, 메이플시럽, 과당(기본적으로 모든 당은 NG. 특히 직접당). 즉 단것은 몸에 좋지 않다.
- 과일
  - ✖ 일부러 당도를 높인 과일, 수입품, 과즙 100% 주스의 원재료가 되기도 하므로 주의.
  - ☐ 자연농 제품.
- 채소
  - ✖ 슈퍼마켓이나 편의점의 잘라서 포장한 채소. 관행재배(농약, 화학비료를 사용한 제품), 저농약(특수재배), 유기재배, F1종.
  - ☐ 무비료·무농약 자연농(자연재배라고 한다) 제품, 재래종, 제철 식품.
- 음료
  - ✖ 인공감미료가 들어간 것, 도쿠호 마크가 달린 제품.
- 고기
  - ✖ 인공 사료로 키운 고기, 미국산 소, 브라질산 닭고기, 원산지 표시 의무가 없는 가공품.
  - ☐ 야생 고기, 자연 사료로 방목한 소(돼지), 목초 사육 소고기, 양고기, 말고기.
- 생선
  - ✖ 양식어, 방어나 연어와 같은 중대형 생선, 참치.
  - ☐ 동해(일본해)나 규슈, 홋카이도 위쪽에서 잡은 자연산 생선, 전갱이와 정어리, 고등어, 삼치 등의 작은 생선, 새우 등의 갑각류, 패류 등을 통째로 먹는다.
- 콩류
  - ☐ 날콩의 자연독이 소멸된 발효 식품. 낫토, 된장, 간장 등.
- 쌀
  - ✖ 백미, 방사능 농도가 높은 지역의 현미.
  - ☐ 방사능 측정을 거친 자연농이 재배한 현미. 품종은 사사니시키 등 역사가 있는 오래된 것.
- 소금
  - ✖ 정제염(염화나트륨).
  - ☐ 해수를 햇볕에 말린 것(성분표에 나트륨, 마그네슘, 칼륨 등의 미네랄 표시가 있는 것).
- 밀가루
  - ✖ 미국산 밀가루.
  - ☐ 자연농 제품.

- 옥수수   ☒ 외국산.
          ☐ 자연농 제품.
- 간장   ☒ 저염 표시가 있는 제품.
          ☐ 자연 양조.
- 된장   ☒ 저염 표시가 있는 제품.
          ☐ 자연 양조.
- 미림   ☒ 시판 미림, 미림풍 조미료.
          ▲ 찹쌀과 누룩을 원료로 만든 소주를 2년 이상 묵힌 것. 그러나 너무 많이 사용하지는 말 것.
- 식초   ☒ 설탕이나 산미료, 조미료 등을 첨가한 것.
          ☐ 성분 표시가 적은 것. 쌀 식초라면 쌀과 누룩이 주성분이고, 과일 식초라면 설탕을 넣지 않은 것.
- 맛술   ☒ 포도당, 물엿, 산미료 등의 첨가물이 들어 있는 것. '요리술(양조 조미료)'이라 쓰여 있는 것.
          ☐ 원재료에 오로지 쌀과 누룩만 적혀 있는 순미곡주.
- 기름   ☒ 트랜스지방산(수소화 유지, 식물성 유지라고 라벨에 적혀 있는 것), 마가린이나 쇼트닝, 샐러드 오일, 야자유(팜유라고도 한다. 시판하는 마요네즈나 드레싱, 아이스크림에 함유되어 있다), 코코넛 오일, 플라스틱병에 들어 있는 올리브 오일.
          ☐ 제조 공정에 심혈을 기울인 것으로 유전자 변형이 없는 것. 저온 압착으로 색이 있는 유리병에 들어 있는 엑스트라 버진 올리브 오일. 좋은 동물성 기름.
- 열 조리에 사용하는 기름
          ☒ 옥수수유, 콩기름, 홍화유, 해바라기유, 들기름, 아마씨유.
          ☐ 현미유, 유채유, 참기름, 올리브 오일, 질 좋은 버터.
- 가공식품(양념 포함)에서 특히 주의해야 할 표시
          ☒ 설탕, 과당포도당, 화학조미료, 산미료, BHA/BHT(산화방지제), 글루탐산나트륨, 발색제, 착색제, 증점안정제 등.

의사가 알려주는
내 몸을 살리는 식사 죽이는 식사

초판 1쇄 발행 2016년 10월 1일

지은이 우쓰미 사토루
옮긴이 송수영
펴낸이 명혜정
펴낸곳 도서출판 이아소
디자인 황경성
교 정 정수완

등록번호 제311-2004-00014호
등록일자 2004년 4월 22일
주소 04002 서울시 마포구 월드컵북로5나길 18 1012호
전화 (02)337-0446 **팩스** (02)337-0402

책값은 뒤표지에 있습니다.
ISBN 979-11-87113-08-9 13510

도서출판 이아소는 독자 여러분의 의견을 소중하게 생각합니다.
E-mail: iasobook@gmail.com

이 도서의 국립중앙도서관 출판예정도서목록(CIP)은 서지정보유통지원시스템 홈페이지
(http://seoji.nl.go.kr)와 국가자료공동목록시스템(http://www.nl.go.kr/kolisnet)에서
이용하실 수 있습니다. (CIP 제어번호 : CIP2016022420)